儿科疾病救治与保健

主 编 周春清

江西科学技术出版社

江西·南昌

图书在版编目（CIP）数据

儿科疾病救治与保健 / 周春清主编. —南昌：江西科学技术出版社, 2020.9（2023.7重印）

ISBN 978-7-5390-7400-9

Ⅰ. ①儿… Ⅱ. ①周… Ⅲ. ①小儿疾病－诊疗②儿童－保健 Ⅳ. ①R72②R179

中国版本图书馆CIP数据核字（2020）第114478号

国际互联网（Internet）地址：
http://www.jxkjcbs.com
选题序号：KX2020070
图书代码：B20187-102

儿科疾病救治与保健

周春清　主编

出版发行	江西科学技术出版社
社址	南昌市蓼洲街2号附1号
	邮编：330009　电话：（0791）86623491　86639342（传真）
印刷	永清县晔盛亚胶印有限公司
经销	全国各地新华书店
开本	787 mm×1092 mm　1/16
字数	195千字
印张	8.75
版次	2020年9月第1版　2023年7月第2次印刷
书号	ISBN 978-7-5390-7400-9
定价	45.00元

赣版权登字-03-2020-199
版权所有　侵权必究
（赣科版图书凡属印装错误，可向承印厂调换）

前　言

　　临床儿科学涉及范围广泛，包括儿童保健、新生儿、血液、心血管、呼吸、消化、肾脏、神经和传染等学科内容，因而要求儿科临床医师掌握医学知识全面且丰富。掌握儿童生长发育的一般规律，不同时期儿童预防保健的重点，掌握儿童常见病和多发病的临床诊断、鉴别诊断要点和治疗原则，尤为重要的在于掌握儿童疾病诊断和鉴别诊断的正确的临床思维方法。

　　本书共分为三章，内容涉及小儿临床常见疾病诊治及护理，包括《新生儿疾病》《小儿神经系统疾病》《儿童保健》。

　　对于涉及的各种儿科疾病，书中均进行了详细叙述，包括病因病理、诊断检查、鉴别诊断、内科治疗方法、手术操作步骤、护理技术以及相关预防措施，强调本书临床实用性，为广大儿科医护人员起到一定的参考借鉴用途。

　　为了进一步提高儿科医护人员诊疗水平，本编委会人员在多年儿科临床诊治经验基础上，参考诸多儿科相关书籍资料，认真编写了此书，望此书为广大儿科临床医护人员提供一些帮助。

　　本书在编写过程中，借鉴了诸多儿科相关临床书籍与资料文献，在此表示衷心的感谢。由于本编委会人员均身负儿科一线临床工作，故编写时间仓促，可能有错误及不足之处，恳请广大读者见谅，并给予批评指正，以更好地总结经验，以起到共同进步、提高儿科临床诊治水平的目的。

目录
CONTENTS

第一章 新生儿疾病
第一节 围生期窒息与新生儿复苏 — 1
第二节 早产与早产儿 — 19
第三节 新生儿高胆红素血症 — 33
第四节 新生儿感染性疾病 — 41
第五节 新生儿遗传性代谢疾病 — 52
第六节 新生儿常见外科疾病 — 60

第二章 小儿神经系统疾病
第一节 小儿惊厥 — 67
第二节 小儿脑水肿 — 70
第三节 神经系统感染性疾病 — 74
第四节 神经系统其他疾病 — 83

第三章 儿童保健
第一节 胎儿期的特点与保健 — 93
第二节 婴幼儿期的特点与保健 — 96
第三节 学龄前期儿童的特点与保健 — 100
第四节 学龄期儿童的特点与保健 — 103

第五节　青春期的特点与保健　　　　　　　　　106

第六节　儿童营养与健康　　　　　　　　　　　109

第七节　儿童营养需求　　　　　　　　　　　　111

第八节　学龄前、学龄期儿童和青春期营养与膳食　120

第九节　儿童营养评估　　　　　　　　　　　　124

参考文献　　　　　　　　　　　　　　　　　　　131

第一章 新生儿疾病

第一节 围生期窒息与新生儿复苏

一、围生期窒息

(一)概述

围生期窒息是指因多种原因导致胎儿气体交换异常,继发胎儿出现低氧血症及高二氧化碳血症。围生期窒息大多在第1~2产程出现,以胎儿脐血酸中毒为主要临床表现。胎儿脐动脉血pH值可提示存在足以导致脑损伤的窒息,目前虽广泛接受pH值<7.0为危险因素,但在这些患儿中发生脑损伤的可能性并不是特别高。多采用以下术语评估足月儿围生期脑损伤。

1. 新生儿抑制　新生儿抑制是指新生儿由宫内转换到宫外过程缓慢。一般在1min、5min Apgar评分低。

2. 新生儿脑病　新生儿脑病是一个临床专业术语,多用于描述异常神经系统表现,包括意识障碍、肌张力降低或升高等。特点是症状多在第一天出现,可伴随抽搐、通气不足或呼吸暂停、原始反射和脑干反射表现受抑制等症状。目前,尚未发现特殊病因,也无不可逆神经损伤。

3. 缺氧缺血性脑病　缺氧缺血性脑病指异常神经行为状态,其显著病理变化是脑血流异常。

4. 缺氧缺血性脑损伤　缺氧缺血性脑损伤指缺氧和(或)缺血引起神经系统病变,血生化(如CK-BB)、脑电图、神经系统影像[头颅超声(HUS)、MRI、CT]或尸检异常中可发现异常结果。

(二)发生率

西方国家围生期窒息的发生率为1‰~1.5‰,与胎龄及体重呈负相关。胎龄>36周的活产儿发生率为0.5‰,占围生期死亡的20%(如果包括死产占50%)。在糖尿病母亲、妊娠高血压综合征母亲及宫内发育迟缓、臀位、过期产儿较为多见。

(三)病因

在足月儿中,约有90%的窒息发生在产前或产时,因胎盘气体交换异常,使氧气供应及

CO_2、H^+的清除不足。约10%的发生在产后,一般由肺、心血管或神经系统疾病引起。

1. 增加围生期窒息的危险因素

(1)母体氧合异常。

(2)母体到胎盘血流下降。

(3)胎盘到胎儿血流下降。

(4)胎盘或胎儿组织气体交换异常。

(5)胎儿需氧量增加。

2. 围生期缺血缺氧病因

(1)母亲因素:妊娠期高血压(急或慢性)、病毒或细菌感染、糖尿病、低血压、血管病、药物及心、肺、神经系统疾病致缺氧。

(2)胎盘坏死、纤维化、胎盘早剥或水肿。

(3)子宫破裂。

(4)脐带脱垂、缠绕、真结、受压。

(5)脐血管异常。

(6)胎儿贫血、感染、心肌病、水肿、严重心脏或循环功能不足。

(7)新生儿疾病:严重病因有发绀性先天性心脏病、持续肺动脉高压、心肌病、其他心源性和(或)感染性休克等。

(四)病理生理变化

1. 正常产程变化可使大多数婴儿的氧储备消耗

(1)子宫收缩时脐带受压迫、母体脱水、母体过度通气继发碱中毒均可导致胎盘血流量减少。

(2)胎盘血流下降使得胎儿的氧供减少。

(3)母婴耗氧增加。

2. 产程中缺氧缺血状态

(1)短时缺氧:心率短暂先上升后下降,血压、中心静脉压轻度上升,心输出量无变化。伴有全身血液的重新分布:脑、心脏和肾上腺血流增加(潜水反射),皮肤、胃肠道黏膜血流量减少。

(2)长时间窒息:体循环血压(丧失脑血管自我调节能力)可以影响脑血流的稳定。心输出量减少致血压下降、脑血流异常,最终因脑消耗糖增加、糖原及磷酸肌酸和ATP减少使得脑内代谢衰竭。

(3)低氧血症:继发血管扩张,可以使脑组织的葡萄糖供应短时间增加;但是由于低氧血症,无氧代谢使得乳酸产生增加。

3. 异常的氧化磷酸化可导致ATP生成减少 最终可因能量衰竭影响离子泵功能,使细胞内Na^+、Cl^-、H_2O和Ca^{2+}积聚;细胞外K^+增加;兴奋性氨基酸神经递质(如谷氨酸)增加。在原发窒息及初步损伤后6~24h可出现氧化磷酸化异常,继发能量衰竭。可立即或延迟发生细胞死亡、凋亡或坏死。

(1)即时神经死亡:细胞内Na^+、Ca^{2+}浓度过高,可见过量兴奋性氨基酸作用于氨基酸受体[如 N-甲基门冬氨酸盐受体]。

(2)延迟神经坏死:继发于细胞第二信使酶激活(如 Ca^{2+} 依赖脂酶、蛋白酶和半胱氨酸蛋白酶),线粒体呼吸链紊乱,产生氧自由基、白三烯、一氧化氮合酶,产生一氧化氮,能量储备丧失。

(3)兴奋性氨基酸可激活 α-3 羟基-5-甲基-异噁唑受体通道,进而引起少突胶质细胞前体死亡。

(4)缺血组织再灌注可促进过量反应性氧化产物(如过氧化物、过氧化氢)生成,如果超过内源性消除能力,最终可以导致细胞脂质蛋白、核酸及血脑屏障等损伤。另外,还可以引起中性粒细胞内流,同时伴有小神经胶质细胞激活,释放损伤性细胞因子(如 IL-1β、TNF-α)。

(五)诊断

1. 围生期危险因素　围生期的高危因素包括母亲妊娠期并发症、胎盘胎儿变化、超声影像改变、生物物理指标、神经特异性烯醇化酶(NST)和尿雌三醇检测结果等。

2. 临床表现　无特异性临床症状。常见过期产儿窒息、胎粪吸入、肺高压、气胸、产伤等。

3. 低 Apgar 评分　Apgar 评分偏低及产房复苏多见,但非特异性表现。许多 Apgar 指标与心血管完整性有关,与神经系统关系不大。

足月儿出生后第五分钟 Apgar≤3,除了围生期窒息,其他可能疾病有麻醉、创伤、感染损伤,神经肌肉疾病,中枢神经系统及心肺畸形。如果第五分钟 Apgar>6,围生窒息的可能性较小。

4. 首次脐血血气分析　目前,可明确诊断围生窒息的异常血气值标准尚未确定。在对 17000 例足月儿队列研究中,脐动脉 pH 值平均为 7.24±0.07,BE 值在 -5.6±0.03mmol/L。仅有 0.4% 的患儿 pH 值<7.0,31% 的病例有 5min Apgar<7,8.5% 的患儿 5min Apgar<3。单纯代谢性或混合性酸中毒多提示预后不良。

(六)缺氧缺血性脑病

围生期缺氧缺血性脑病(HIE)诊断须有出生第一天神经检查异常表现。重要的是没有证据表明新生儿期暂时窒息及严重多器官功能障碍会导致今后儿童期明显神经系统异常(如脑瘫)。

1. HIE 的分级　临床分级有轻、中、重三度。如果缺氧缺血损伤超过 72h,婴儿可向中和(或)重度脑病进展。

2. HIE 的诊断　诊断在病因上除了围生期缺血缺氧外还有许多其他原因。如果足月新生儿出现抑制、昏迷、神经系统异常,在鉴别诊断上如出现以下情况要考虑窒息和 HIE。

(1)5min 以后 Apgar≤3。

(2)胎心率(FHR)<60 次/min。

(3)酸中毒持续时间长(>1h)。

(4)出生后 24~48h 内出现惊厥(50% 病因并非窒息)。

(5)EEG 有暴发抑制表现。

(6)须正压通气>1min,或第一声哭延迟超过 5min。

(七)其他神经系统表现

1.颅内压升高或脑水肿 颅内压升高或脑水肿是脑损伤的结果而非病因。损伤后36~72h脑水肿程度最重;常反映脑细胞坏死严重程度而非完整细胞肿胀,故此发现提示预后不良。降低颅内压及脑水肿(大剂量苯巴比妥、激素、甘露醇及其他高渗液体)不影响预后。

2.有20%~50%的HIE病例可出现惊厥症状 一般在损伤后6~24h出现。最常见于HIE Sarnat 2期,3期罕见,在1期几乎从未发现。

(1)HIE惊厥多表现为细微、高肌张力性或多灶惊厥。因新生儿脑髓鞘及突触形成发育不成熟,全身大发作性惊厥少见。在1、2期很难区别多灶惊厥及阵挛(节律性肌阵挛)。可通过握住受累肢体或轻轻牵拉、弯曲关节改变肌力受体张力来区别。这会使肌阵挛停止,但其他惊厥痉挛不能缓解。

(2)惊厥可伴脑代谢率升高,进一步加重脑损伤。

(3)惊厥可引起血氧饱和度下降,在无机械通气患儿中尤其明显。在机械通气患儿使用肌松剂时惊厥可表现为血压、心率及氧合突然变化。

(4)HIE惊厥常很难控制。不伴有代谢、心肺异常的单独惊厥是否可致脑损伤目前结论尚不明确。

(八)多器官功能不良

除了脑以外,其他器官一般表现为缺氧性脏器损伤。某些病例可仅有脑损伤表现。在一项对57例患儿研究中有14例(24.5%)有HIE而无其他系统损伤。围生窒息损伤可累及各器官,其部分依赖于所用的窒息及器官功能不良的定义。对130例窒息儿回顾性研究中,器官功能不良发生比例为:肾70%,心血管62%,肺86%,肝85%。婴儿诊断窒息且出生时须机械通气,表现脑病,有以下一种或多种表现:①5min Apgar<5。②出生后1h内BE≥16mmol/L。③≥5min才建立呼吸。另一项对152例足月窒息儿的前瞻性研究中,神经系统及全身并发症分别为43%和57%。器官功能不良包括呼吸异常39%,感染17%,胃肠不耐受15%。有胎儿窘迫、产时抑制、表现代谢性酸中毒时应考虑婴儿有窒息。

多器官功能不良理论上认为继发于"潜水反射"。

(1)泌尿系统:肾脏是最常见的受累器官。肾脏血流灌注减少对近端肾小管影响最为明显,严重时可以引起急性肾小管坏死。

(2)循环系统:暂时性心肌缺血可致心功能不良。心电图可见心前区中部导联ST低下,左心前区T波倒置。超声心动图见左心室收缩下降,后壁较为明显;心脏舒张末压上升;由于二尖瓣功能不良、肺动脉高压致心室功能进一步变差。在严重窒息儿,右心室功能不良最为常见。心率固定时须高度怀疑脑死亡。

(3)消化系统:包括肠道缺血、坏死性小肠结肠炎危险升高。

(4)血液系统:包括血管内皮损伤致弥散性血管内凝血,肝功能不良致凝血因子产生不足,骨髓产血小板能力下降。

(5)肝脏:表现为肝细胞酶升高,更严重损伤可引起弥散性血管内凝血,糖原储备不足致低血糖,对药物解毒或清除能力改变。

第一章 新生儿疾病

(6)呼吸系统:包括肺血管阻力升高继发持续肺动脉高压、肺出血,心功能不良致肺水肿,肺表面活性物质产生不足继发呼吸窘迫综合征及胎粪吸入等。

(九)实验室评估窒息影响

1. 心脏评估

(1)心肌钙蛋白I(cTnI)及T(cTnT),心脏调节蛋白控制钙介导肌动、肌球蛋白相互作用,如升高可提示存在心肌损伤。新生儿cTnI正常值在$0\sim0.28\pm0.4\mu g/L$,cTnT在$0\sim0.097\mu g/L$。在有临床实验室窒息证据的患儿中这些蛋白升高。

(2)血清CK-MB上升超过5%~100%提示心肌损伤。

2. 脑损伤

(1)血清CK-BB在损伤后12h内可上升,但与长期神经系统结局无明显相关。CK-BB也可见于胎盘、肺、胃肠道和肾。

(2)有一项报道测定蛋白S-100(>$8.5\mu g/L$)加CK-BB升高,或CK-BB升高及脐动脉血pH值降低,敏感度71%,特异度95%,中重度脑病预测值91%。

3. 肾脏

(1)血尿素氮及血肌酐在围生窒息儿可升高。典型升高发生在损伤后2~4d。

(2)排钠分数或肾衰竭指标有助于确诊肾脏损伤。

(3)尿β_2微球蛋白是近端肾小管功能不良指标,不常规使用。低分子量的蛋白可从肾小球自由滤过,在近端肾小管几乎全部重吸收。

(4)肾脏超声异常与少尿发生相关。

(十)头部影像学检查

1. 头颅超声 可以动态观察颅内变化,对颅内出血较为敏感,但是在检查脑水肿、轻微中线偏移、皮质表层或后颅窝出血及脑室受压时头颅超声不如其他方法。

2. CT CT有助于明确脑水肿程度,尤其在损伤后2~4d,但是存在辐射。

3. MRI T_1及T_2加权MRI是检查新生儿脑最佳影像方法;但标准MRI在损伤后前几天可能不能发现缺氧缺血变化。T_2加权高信号代表血管源性水肿。

(1)弥散加权MRI(DWI):可在损伤后数小时内发现有预后价值的异常信息。DWI通过区别水质子弥散率发现水弥散受限,反映细胞毒性水肿,这在常规MRI不明显。但DWI不能区别细胞毒性水肿与细胞坏死,尤其在缺氧缺血损伤后1h内的脑弥漫性损伤。

(2)局部磁共振波谱分析(MRS):也称质子MRS或1H-MRS,测各组织间不同的相对代谢浓度。乳酸升高及胆碱/全肌酐比值及NAA/全肌酐比值异常见于新生儿缺氧缺血脑损伤,这可能有助于判断预后。

(十一)脑电图

用于评估惊厥活动及明确异常背景活动,如暴发抑制、持续低电压或等电位。对新生儿脑电图解释不稳定,振幅整合脑电图(aEEG)用于评估惊厥及明确异常背景方式。此方法包括双颅顶电极单导脑电图,选择性过滤特殊导联(<2Hz及>15Hz),后整合信号强度及半对数记录已处理的信号。

(十二)脑损伤病理发现

1. 中重度窒息后 中重度窒息后可见特殊神经病理变化。

(1)影响所有细胞因素的局灶或多灶皮质坏死可因丧失一个或多个血管床灌注致脑囊性软化灶形成和(或)瘢痕脑回(脑沟变浅)。

(2)分水岭梗死见于脑动脉间分界带,尤其在严重低血压后。这些反映脑半球脑室周围易损区灌注差,产生明显白质损伤。足月儿典型部位为双侧矢状窦旁及皮质下白质损伤或顶枕部皮质损伤。

(3)选择性神经元坏死是最常见类型。这是因为细胞易损类型不同,如更易损伤神经元而非神经胶质。危险性升高区域有足月儿海马CA_1、小脑蒲肯野细胞和脑干神经核。认为丘脑及基底节神经核坏死(大理石样)是选择性神经元坏死亚型。

2. 神经病理 神经病理可反映窒息类型,但是准确度不高。

(1)慢性不完全窒息可引起弥漫性大脑(尤其皮质)坏死。临床症状常表现惊厥和轻瘫。

(2)急性完全窒息主要影响脑干、丘脑和基底节,一般皮质不受影响。临床症状一般包括意识、呼吸、心率、血压和体温调节异常,肌张力、反射异常、脑神经轻瘫。

(3)大多数病例是急性完全窒息后部分延长窒息。

(十三)治疗

1. 高危妊娠围生处理 胎儿心率及节律异常提示窒息,尤其是伴有黏稠胎粪时,但不能确定窒息时间及严重程度。胎儿头皮血pH值测量较PO_2测定氧合更佳。周期性缺氧缺血时PO_2可暂时上升,但pH进行性下降。有学者认为胎儿头皮血乳酸的测量比pH值测量更容易且更可靠,但这未被广泛接受。密切监测产程进展,了解有无其他宫内窘迫表现。有典型明确的异常表现提示须立即干预,有改变分娩计划可能。对可疑胎儿窘迫者制订干预措施,应选择有复苏条件的医院分娩。

2. 产房处理 对缺氧缺血患儿在产房即应开始处理。

3. 对窒息导致神经损害的产后处理

(1)通气:CO_2应维持在正常水平。高CO_2可致大脑酸中毒及血管扩张,形成压力被动性血流。增加未损伤区的血流量,使损伤区处于相对缺血状态("偷窃现象")。CO_2过低可使脑血流下降。

(2)氧合:应维持PO_2正常,但是周围灌注不良可以影响无创监测的准确性。可吸氧和(或)机械通气治疗低氧。缺氧可引起脑血流下降和加重自由基损伤。

(3)体温:维持体温稳定,避免体温过高或过低。

(4)灌注:心血管稳定及充分体循环平均压可以使脑灌注压维持正常水平。

(5)维持生理代谢

①新生儿窒息后常见低钙:血清钙偏低可以影响心脏收缩,严重者可引起惊厥,须维持血钙在正常水平。

②窒息儿常见低血糖:足月儿应维持血糖稳定于正常水平。血糖过高会使脑内乳酸量增加而破坏细胞完整性,使脑水肿加重或血管自我调节异常。低血糖加重兴奋性氨基酸作用。

(6)液体疗法:避免液体过量。在窒息患儿有两种机制易使液体过量。

①抗利尿激素分泌异常常见于缺氧缺血后3~4d。表现低钠、低渗及尿异常浓缩(尿比重、渗透压、钠升高)。

②急性肾小管坏死可以是"潜水反射"结果。

③液量限制有助于使脑水肿减轻,不过其对没有肾衰竭患儿的远期预后不明确。

(7)治疗惊厥:窒息继发惊厥一般在前几天是自限性的。控制惊厥发作难度很大,完全消除症状常难以做到。一旦常规抗惊厥药剂量达到最大,不可能消除每一次"抽搐"或脑电图惊厥,除非有惊厥使心肺抑制。在机械通气并使用肌松剂患儿中惊厥可表现为血压、心率和氧合突然发生变化。是否每次惊厥均可引起脑损伤目前尚无定论。对无临床及脑电图惊厥者连续用抗惊厥药没有充分的证据。在开始抗惊厥治疗前应除外代谢紊乱,如低血糖、低钙、低钠。

①紧急抗惊厥治疗

a. 首选药物为苯巴比妥:负荷量20mg/kg静脉注射,如果惊厥持续,加量10~20mg/kg静脉注射。负荷量后12~24h维持量3~5mg/(kg·d)口服或静脉注射每天2次。避免肌内注射,苯巴比妥在肌肉中很难被吸收,开始治疗时应密切监测有无呼吸抑制,该药有抑制呼吸中枢等副作用。因肾脏受抑使得半衰期延长,可致药物蓄积,须密切监测血药水平并相应调整维持量。

b. 苯妥英钠:一般在苯巴比妥无效时加用苯妥英钠。负荷量15~20mg/kg,以后维持量4~8mg/(kg·d)。许多医院用磷苯妥英钠代替肠外用药(苯妥英钠),因低血压危险少,外渗无不良影响。计算剂量,写明苯妥英钠代替物以避免用错药。治疗水平在200mg/L。

c. 苯二氮䓬:为三线药,包括劳拉西泮0.05~0.1mg/kg静脉注射。

②长期抗惊厥治疗在临床无惊厥症状及脑电图无异常表现时可停药。如果使用一种以上的抗惊厥药,按照加药相反顺序停药,最后停用苯巴比妥。如果脑电图有惊厥活动表现,须连续用苯巴比妥3~6个月。25%须持续抗惊厥治疗。有持续神经缺陷儿(50%)及惊厥间期脑电图异常儿(40%)在婴儿、儿童期惊厥复发率高。

(8)对其他靶器官损伤处理

①心功能不良处理包括纠正低氧、酸中毒、低血糖,限制液体入量。如果伴有肾功能不良时,那么使用呋塞米效果较差。须持续监测平均动脉压、中心静脉压(如果可能)及尿量。心脏抑制者可能须使用正性肌力药如多巴胺及周围β受体拮抗剂(如异丙肾上腺素)或磷酸二酯酶抑制剂(如米力农)降低后负荷以维持血压及灌注。

a. 维持正常动脉血压,支持充分的脑灌注。

b. 测中心静脉压有助于评估前负荷(即婴儿无血管扩张或第三腔隙致低血压);足月儿中心静脉压应在0.7~1.1kPa(5~8mmHg)。

②肾功能不良应监测尿量、尿常规、尿比重、血和尿渗透压及血清电解质。

a. 有少尿或无尿者避免液体过量,依据尿量及不显性失水补液[约60mL/(kg·d)],使用小剂量多巴胺[≤5μg/(kg·min)]可改善肾脏血流灌注。

b. 在限制入液量前评估血容量,如无尿或少尿,补液10~20mL/kg,随后用襻利尿剂如呋塞米可能有帮助。

c.为避免液体过量及低血糖,可能须用中心静脉输入高浓度含糖液体。应密切监测血糖波动情况,可维持血糖在正常水平高限,避免冲击量输糖,逐渐停输含糖液以避免反应性低血糖。

③胃肠道:延迟喂养至闻及正常肠鸣音,无腹胀,大便潜血实验阴性和(或)还原物质阴性。

④血液:监测凝血指标如PT、TT、纤维蛋白原及血小板。如果异常可能需用新鲜冰冻血浆、冷沉淀物和(或)输血小板治疗。

⑤监测肝功能:转氨酶(ALT、AST),凝血分析(PT、TT、纤维蛋白原),白蛋白,胆红素和氨。监测经肝代谢或清除药物的水平。

⑥肺处理:窒息对肺影响依赖于特殊情况。

(十四)神经保护药物

动物试验有效的药物在人类新生儿几乎没有相应资料,包括兴奋毒性神经递质受体拮抗剂;自由基清除剂如别嘌呤、维生素E;钙离子通道拮抗剂如硫酸镁、尼莫地平、尼卡地平;环氧合酶抑制剂如吲哚美辛;苯二氮䓬受体激动剂如咪达唑仑;蛋白质合成强化剂如地塞米松。

有研究提示在严格试验条件下轻度低体温,根据短期预后(18个月时)认为可能有助于治疗急性围生期窒息。

(十五)结局

总死亡率在10%～30%,存活者中有15%～45%的有后遗症。围生窒息存活儿发生脑瘫率为5%～10%,一般人群为0.2%。大多数脑瘫与围生窒息无关,大多数围生窒息没有脑瘫。仅3%～13%脑瘫者有产时窒息证据。特殊结局依赖于脑病严重性、有无惊厥、脑电图结果和神经系统影像学发现。

1.脑病严重性可用Sarnat分期确定。

(1)HIE 1期:98%～100%神经预后正常,死亡率<1%。

(2)HIE 2期:20%～37%死亡或有神经异常。2期超过7d预后更差。一项对42例2期脑病存活患儿的研究发现一半在1岁时神经发育正常;约10%神经检查正常但有轻度发育延迟,1/3诊断脑瘫。

(3)HIE 3期:50%～89%死亡。所有存活者有严重神经异常。

(4)预后:认为2期<5d,未进展到3期预后好。

(5)某些神经正常儿有学习问题:一项研究发现,所有1期及65%～82% 2期患儿在8岁时可达到预期学习水平。另一研究发现新生儿脑病及Apgar<4分者在8～13岁时发生以下问题危险性升高:数学(3.3倍),阅读(4.6倍),轻瘫(7倍),细微运动问题(13倍),注意力缺陷及高反应性(14倍)。

2.有惊厥表现者脑瘫危险性高50～70倍。出生后12h内出现惊厥者死亡危险最高(53%)。一项研究发现惊厥持续1d者随访时脑瘫发生率7%,轻瘫11%。如果惊厥超过3d,脑瘫发生率46%,癫痫40%。

3.与发现惊厥相比,脑电图有低电压、脑电不活动或暴发抑制为预后不良的更适合指标,尤其93%有极度暴发抑制者预后更差。持续暴发抑制者86%～100%,死亡或有严重神经后遗症。

4. 在 2～18d DW1 MRI 正常者在 12～18 个月时神经正常。早期发现灰质深部异常者运动认知能力更差。在一项研究中,缺氧缺血损伤在 10d 内 DW1 基底节异常者在 9 个月到 5 岁时神经异常危险性为 93%。

(十六)预防

加强围生期及分娩管理,早期预防窒息高危因素,减少早产及损伤性分娩。产程中加强胎儿监护;有宫内窘迫时须及时采取措施,如给产妇吸氧,静脉注射葡萄糖液或酌情终止妊娠。组织好复苏队伍;加强产科、儿科协作。

二、新生儿复苏

(一)一般原则

产妇每次分娩时,应有一名熟悉新生儿复苏技术的人员在场。所有高危婴儿分娩时应有熟练的专职新生儿科医师在场。

对复苏者有如下高标准要求:①掌握围生期生理知识及复苏原则。②掌握所需技术。③明确了解团队其他成员的职责,以便精确预测每人在特定情况下做出的反应。美国儿科学会/美国心脏协会的新生儿复苏项目对每位实施复苏的医护人员进行培训,以确保每个人能够正确熟练地进行复苏操作。新生儿复苏项目不仅提供了达到极高复苏成功率的途径,并且能够帮助临床医师更快地辨别那些需要特殊处理的特殊病例。

1. 围生生理学　出生时复苏目的是帮助新生儿出生后立即完成呼吸的循环转换:肺扩张,肺液清除,建立有效的气体交换,终止右向左分流。这些生理变化的关键时期是最初的几次呼吸,能够使肺扩张、提高肺泡及动脉中的氧分压,使氧分压从胎儿时期的约 3.3kPa(25mmHg)提高到 6.7～9.3kPa(50～70mmHg)。并伴有:①降低肺血管阻力。②降低通过动脉导管的右向左分流。③增加肺静脉血向左心房回流。④提高左心房压力。⑤阻断通过卵圆孔的右向左分流。最终结果是从胎儿循环模式转换为新生儿循环模式。

产妇分娩时,一些情况可能影响胎儿进行这种必要的转换能力。组织灌注和氧合状态不良最终导致心功能不全,但是胎儿对低氧的最初反应是呼吸暂停。即使是相对较短时间的缺氧即可导致原发性呼吸暂停,适当的刺激和吸氧通常可使胎儿快速从这种状态中恢复。如果持续缺氧,胎儿会出现不规则喘息并进入继发性呼吸暂停。这一状态可出现在分娩前较长时期或分娩前后,此时出生的婴儿需要辅助通气及吸氧。

2. 复苏目标

(1)减少即时热量丢失,通过擦干、保暖降低新生儿氧耗。

(2)建立正常呼吸及肺扩张,清理上呼吸道及必要时进行正压通气。

(3)提高动脉氧分压,通过充分肺泡通气。不提倡常规吸氧,但吸氧在某些情况下是必需的。

(4)维持足够的心输出量。

(二)复苏准备

预测一个新生儿出生时可能需要复苏而做好充分准备是复苏成功的关键。据估计,10%

的新生儿出生时须要一些辅助才能建立正常的呼吸。

1. 高危分娩的围生情况　理想的做法是,产科医师应在分娩前通知儿科医师。儿科医师再回顾产科病史及导致高危分娩的因素,并为预测到的可能出现的特殊情况做好准备。如果时间允许,应与其父母讨论这一可能出现的情况。出现以下产前和产时情况分娩时应有复苏团队在场。

(1)胎儿窘迫证据
①严重胎心率异常,如持续心动过缓。
②头皮血 pH 值≤7.20。
③异常胎心率模式。

(2)胎儿疾病或潜在严重情况的证据
①羊水胎粪污染及其他可能的胎儿异常证据。
②早产(<36 周),过期产(>42 周),预测低体重(<2.0kg),巨大儿(>4.5kg)。
③产前诊断严重的先天畸形。
④胎儿水肿。
⑤多胎妊娠。
⑥脐带脱垂。
⑦胎盘早剥。

(3)产程和分娩情况
①明显阴道出血。
②异常胎先露。
③产程延长、异常产程或难产。
④可疑艰难产子。

2. 情况评估　以下情况无须专门儿科医师复苏小组在场,但应有具备评估和初步治疗能力的人员在现场进行评估分类。

(1)新生儿情况
①未预测到的先天畸形。
②呼吸窘迫。
③未能预测到的新生儿窒息,如 5min Apgar 评分<6 分。

(2)母体情况
①母体感染症状:母体发热;破膜超过 24h;羊水异味;性传播疾病病史。
②母体疾病或其他情况:糖尿病;无胎儿水肿证据的 Rh 血型不合或其他同种免疫问题;慢性高血压或妊娠高血压疾病;肾脏、内分泌、肺或心脏疾病;滥用乙醇或其他物质。

3. 必需设备　必须具备并能正常应用。每一间产房都应具备以下设备。

(1)配有热辐射器的操作床或操作台。必须在分娩前打开热射床并检查其状态是否正常。还应有对极低体重儿额外加热的加热灯。

(2)氧源(100%,纯氧),有可调节的气流表及足够长的氧气管,可加湿、加温最好。早产儿(<32 孕周)应有脉搏血氧饱和度测定仪及能够提供可调节的空气-氧气混合气体的系统。

(3)复苏气囊通过可调节阀门的麻醉气囊或连接储气罐的自动充气气囊。气囊大小应适合新生儿(通常是750mL),并可输送纯氧。

(4)面罩大小适合即将出生的新生儿。

(5)吸痰器。

(6)带有新生儿或早产儿听诊器头的听诊器。

(7)急救箱

①配有0号、1号喉镜片的喉镜。

②备用电池。

③直径一致的气管插管(内径2.5mm、3.0mm、3.5mm)各2套。

④药物包括肾上腺素(1:10000)、碳酸氢钠、钠洛酮、生理盐水。

⑤脐插管盘,有3.5号、5号插管。

⑥注射器(1.0mL、3.0mL、5.0mL、10.0mL、20.0mL),针头(18~25号),T形接头,三通接头。

⑦如果产房距新生儿监护室距离较远,应有电池电源的转运暖箱及便携氧气。

⑧在产房使用持续心肺功能监测设备有困难,因很难有效安置监测导线。脉搏测氧仪能够提供氧饱和度及心率状态,并且容易使用,早产儿可应用。

⑨呼气末CO_2监测仪/指示仪可证实插管后气管插管的位置是否正确。

4.设备准备 到产房后,检查转运暖箱是否插上电源、加热,是否有充足的氧气。专家应向产科医师、麻醉师、母亲(如果她清醒)、父亲(如果在场)做自我介绍。在了解病史或当时情况后,应采取以下措施。

(1)确认辐射热床开启,有干燥温暖的毯子。

(2)打开氧气或空气-氧气混合气体,调节气流在5~8L/min。

(3)检查复苏气囊阀门控制情况及是否有充分气流。确定有合适的面罩。

(4)确定喉镜光源明亮,有合适的喉镜片(足月儿使用1号片,早产儿使用0号片,极低体重儿使用00号片)。

(5)拿出适当的气管插管(足月儿3.5mm,体重>1250g早产儿3.0mm,更小的婴儿2.5mm)。NRP推荐较大婴儿使用4.0mm,但很少用到。插管应有13cm长。可使用气管插管导丝,应使尖端距气管插管远端至少0.5cm。

(6)如果临床情况提示要更进一步复苏,可能需要以下措施。

①使用脐插管进行静脉穿刺。

②准备1:10000肾上腺素、碳酸氢钠、生理盐水冲管并用于扩容。

③检查是否备有其他可能用到的药物,并准备使用。

5.隔离防护 在产房接触血液或其他胎儿体液是不可避免的。必须戴帽子口罩、护目镜或眼镜、手套、不透水的手术衣,直至剪断脐带,将婴儿擦干并包裹好。

(三)新生儿复苏

复苏团队应知道麻醉类型及持续时间,母体失血量,新发现的问题如脐绕颈或羊水粪染(图1-1)。

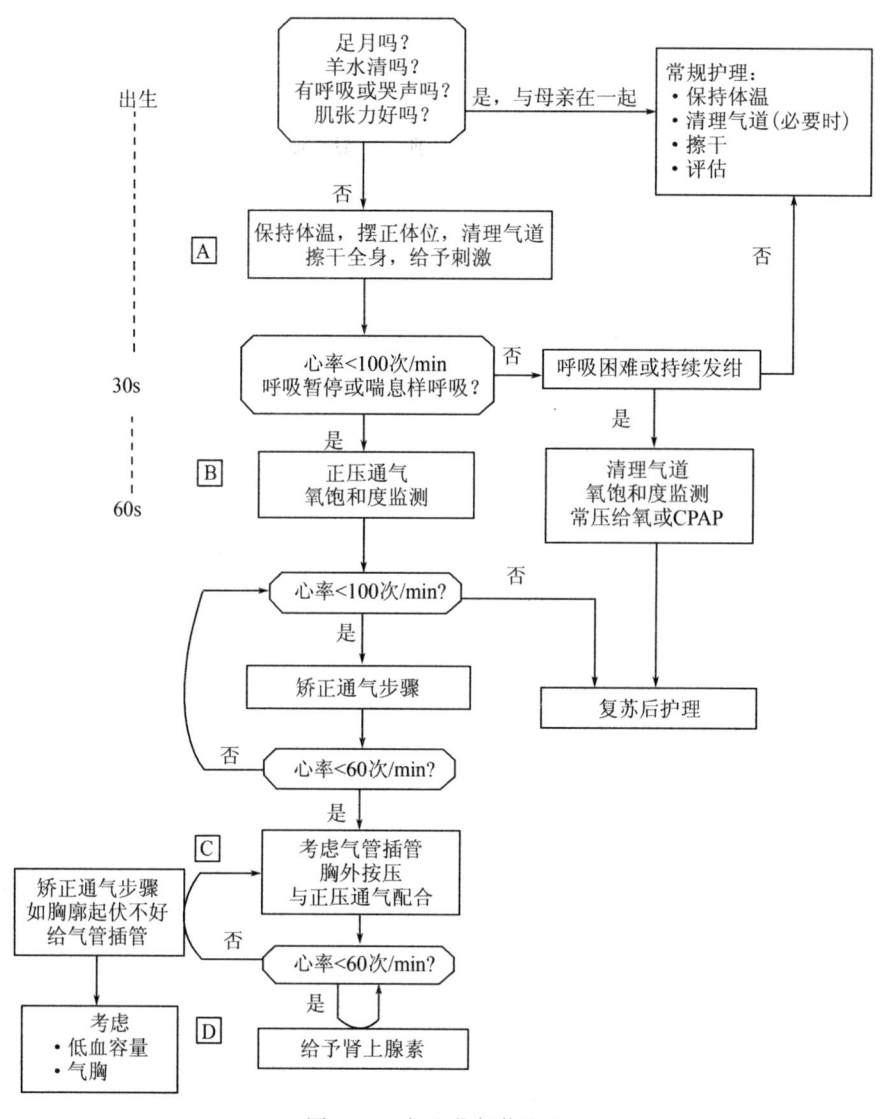

图1-1 新生儿复苏流程

1. 复苏方案和复苏过程中的评估　分娩后即时处理,开始评估、决定、行动(复苏),复苏方案包括 ABCDE 5 个步骤。A(air way)尽量吸净呼吸道黏液,建立通畅的呼吸道;B(breathing)建立呼吸,增加通气,保证供氧;C(circulation)建立正常循环,保证足够心脏搏出量;D(drug)药物治疗;E(evaluation 及 environment)评估,监护,保暖,减少氧耗。该法强调 ABCDE 这 5 个步骤严格的顺序性,不能颠倒,前 3 项最为重要,其中 A 是根本。大多数窒息新生儿只用 A 清理呼吸道和触觉刺激,即可啼哭和正常呼吸,如果经过 A 处理后无呼吸或呼吸不充分,心率<100 次/min,再用 B 正压通气给氧,少数患儿心率仍<60 次/min,还须要 C 胸外心脏按压,可达到满意复苏,仅少数患儿须要 D 用药,E 评估则贯穿于 ABCD 每个步骤执行的前后,根据评估结果做出下一步所要执行的操作。

(1)快速评估:出生后立即用几秒钟的时间快速评估4项指标:①足月吗?②羊水清吗?③有哭声或呼吸吗?④肌张力好吗?以上4项有1项为"否",则进行初步复苏。

(2)初步复苏

①保暖:这是复苏最重要的措施之一,保持新生儿适应的体温,对新生儿的存活与健康成长至关重要。保暖措施:擦干与包裹,保持室温,治疗、护理时必须保暖。将新生儿放在辐射保暖台上或因地制宜采取保暖措施,如擦干后的湿毛巾应及时去除,用预热的毯子裹住新生儿以减少热量散失等。对于体重<1500g的极低体重儿,有条件的医疗单位可将其头部以下躯体和四肢放在清洁的塑料袋内,或盖上塑料薄膜置于辐射保暖台上,摆好体位后继续初级复苏的其他步骤。因会引发呼吸抑制,也要避免高温。

②体位:置新生儿头轻度仰伸位(鼻吸气位)(图1-2)。

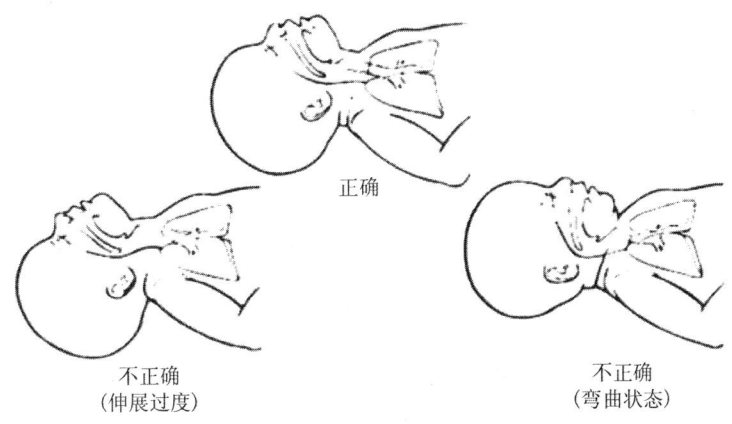

图1-2 新生儿复苏体位

③清理气道:肩娩出前助产者用手挤出新生儿口、咽、鼻中的分泌物。娩出后,用吸球或吸管(12F或14F)清理分泌物,先口咽后鼻腔。应限制吸管的深度和吸引时间(10s),吸引器负压不宜超过13.3kPa(100mmHg)。对有胎粪污染羊水患儿娩出后,应迅速吸净口咽喉内羊水并立即给气管插管,进行气管内吸引,力争在呼吸建立之前1min内把气管下部残余的胎粪污染羊水全部吸除。

④触觉刺激:出生后的各种刺激,均可反射性地引起呼吸。娩出后的擦干和对口、鼻腔的吸引对许多正常婴儿或轻度窒息儿已能恢复或建立呼吸,但窒息较重患儿经过上述处理可能仍不能立即出现呼吸,则应给予附加的触觉刺激,拍打足底或摩擦背部(图1-3)。注意触觉刺激不能超过2次,如果经过2次触觉刺激或30s后患儿仍不能出现有效的自主呼吸,可能为继发性呼吸暂停,应立即给予面罩或气囊正压通气(图1-4)。其他的触觉刺激如摩擦头部、躯干、四肢等不同的刺激作用,可以增加呼吸频率和加深呼吸深度,对呼吸浅弱的患儿可增进呼吸功能,但不能达到激起窒息患儿呼吸的作用。注意在刺激新生儿时,要避免太用力的方法,因为这样不能帮助引起呼吸,还可能伤害新生儿。不能使用的刺激方法包括用力拍背、用力将大腿搬向腹部、应用热敷或冷敷、向新生儿面部或身体吹冷的氧气、挤压肋骨、摇动新生

儿、给新生儿洗冷水浴或热水浴等。

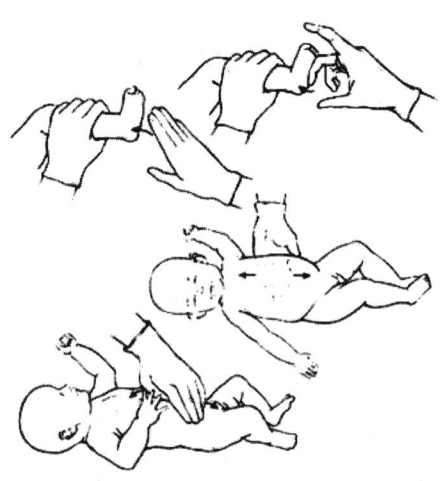

图1-3 触觉刺激

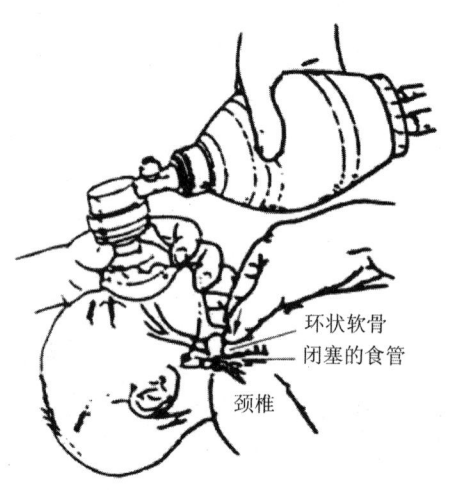

图1-4 气囊正压通气

(3)建立呼吸,增加通气,保证供氧:新生儿经过清理呼吸道及触觉刺激等初始复苏后仍无自主呼吸,或虽有自主呼吸,但不充分,心率仍低于100次/min者,均应立即应用复苏气囊和面罩或气管插管正压通气给氧,以建立和改善呼吸。正压通气的指征:呼吸暂停或喘息样呼吸;心率<100次/min。

经30s充分正压通气后,如有自主呼吸,且心率>100次/min,可逐步减少并停止正压通气。如自主呼吸不充分,或心率<100次/min,须继续用气囊面罩或气管插管施行正压通气,并检查及矫正通气步骤。如心率<60次/min,气管插管正压通气并开始胸外按压。

气囊面罩正压通气:通气压力需要2.0~2.5kPa(20~25cmH$_2$O),少数病情严重的患儿可用 2~3 次 3.0~4.0kPa(30~40cmH$_2$O)。频率 40~60 次(按压 30 次/min)。有效的正压通气应显示心率迅速增加,由心率、胸廓起伏、呼吸音和血氧饱和度评价。如正压通气达不到有效通气,须检查面罩和面部之间的密闭性,是否有气道阻塞(可调整头位,清除分泌物,使新生儿口张开)或气囊是否漏气。面罩型号正好封住口鼻,但不能盖住眼睛或超过下颌。通气效果的评估及措施,如果面罩封闭良好,气道通畅,送气压力和胸动适当,持续正压通气给氧 15~30s 后观察反应。有效指标如下:①心率稳定在 100 次/min 以上,接近正常或正常。②出现自主呼吸,呼吸频率和深度达到正常。③肤色好转至粉红色。在有效通气下,心率最先恢复,心输出量及含氧量随之增加,肤色好转,随后出现自主呼吸。如果心率在 60~100 次/min,应检查肺充气和复苏方法是否适当,并进行必要的调整。若心率<60 次/min,应立即进行心脏按压,按压频率 120 次/min,每进行正压通气 1 次,按压 3 次,若心率<60 次/min 继续复苏气囊通气和心脏按压,加用药物治疗,并进行监护。

给氧原则:产后新生儿呼吸已稳定,SaO$_2$≥85%不应给氧,如心率>100 次/min,但表现为持续中枢性发绀,且明显加重,持续 SaO$_2$<85%应给氧维持 SaO$_2$ 在 88%~93%。给氧的一般方法采用面罩法和头罩法较好。面罩法给氧受面罩边缘与面部之间空隙的影响,空隙小时,吸入浓度可达 60%~80%,空隙大时仅 40%左右。给氧时尽量给予低流量(5L/min 及以上)的氧,使 FiO$_2$ 在 0.4~0.5 以下,为防止体热丧失和呼吸道黏膜干燥,应加湿及适当加温(31~33℃),同时也要避免高流量 10L/min,因为空气对流可引起新生儿丢失大量的热量。同时监测血气值,调整吸入氧浓度或决定是否继续给氧,目前提倡对轻度窒息儿只给室内空气。复苏用氧推荐:建议县级以上医疗单位创造条件在产房添置空气-氧气混合仪及脉搏氧饱和仪。无论足月儿或早产儿均在氧饱和仪的监测指导下进行。足月儿可以用空气进行复苏,早产儿用 30%~40%的氧,用空气-氧气混合仪根据氧饱和度调整氧浓度,使氧饱和度达到目标值,如暂时无空气-氧混合仪可用接上氧源的自动充气式气囊去除储氧袋(氧浓度 40%)进行正压通气。如果有效通气 90s 心率不增加或氧饱和度增加不满意,应当考虑把氧浓度提高到 100%。

气管插管指征:①须要延长正压通气时间,气囊和面罩通气效果不佳。②应用气囊和面罩正压通气,胸部不抬起,或正压通气 15~30s,心率仍低于 80~100 次/min,或 1min 内仍无自主呼吸。③胸外按压时或需要气管内注药时。④须要气管内吸引,羊水胎粪污染,或有胎粪自声门涌出,或吸入血液等,应立即气管插管,清除呼吸道内分泌物,进行正压通气。⑤疑诊膈疝,先天性膈疝由于腹部器官移入胸腔压迫心肺,应用气管插管正压通气,可防止气体进入胃肠,影响肺扩张。

(4)建立正常循环,保证足够的心搏出量:新生儿窒息引起低氧血症早期对心脏的影响是功能性的,可以通过增快心率以增加心输出量以提高对组织供氧,当窒息缺氧继续,心率下降,心肌收缩力低下,心脏泵血功能低下,不能维持生命所需的最低循环血量,应立即进行胸外按压,以增加对重要生命器官的血液供应量。胸外按压维持正常心搏量的 30%~40%,与此同时必须应用正压通气给氧,保证循环血量进行氧合及排除 CO$_2$,改善通换气功能。

指征:窒息患儿应用纯氧正压通气 15~30s,心率仍低于 60 次/min 或在 60~80 次/min 之间不再增加。

方法:有双指按压法和拇指按压法。按压部位都在胸骨的下 1/3。按压频率 120 次/min(每按压 3 次,间断给予加压给氧 1 次,每 2s 完成一个循环,按压者应大声喊出 1——2——3——吸……),按压深度约为 1.5cm,然后放松,使心脏充分充盈,如果按压有效可摸到股动脉搏动。注意在按压之前应建立有效的通气。拇指法(推荐使用):2 个拇指并排放在乳头连线下方的胸骨上。当新生儿过小或复苏者的手过大时,2 个拇指可以重叠放置,其余 4 指托患儿背后。双手环绕患儿胸部。双指法:将一只手的中指和环指放在乳头连线下方的胸骨上,另一只手托住患儿的背部。当心率达到 60 次/min 以上停止胸外按压;如果心率仍低于 60 次/min,继续胸外按压,可经静脉、骨髓腔、脐或气管途径给予肾上腺素。

(5)药物治疗:如果对有症状的新生儿不断进行评估并做出迅速反应,复苏过程中很少给药。心动过缓通常继发于肺膨胀不全和低氧血症。因此充分的通气对于纠正缓慢的心率是最重要的。在 100% 纯氧进行充分的通气和胸外按压下 30s 以上心率仍低于 60 次/min 或无反应或心脏停搏,应给予药物。给药途径:脐静脉、外周静脉和气管内注射 3 种。

①肾上腺素:具有 α—肾上腺能受体和 β—肾上腺能受体激动作用。对于心搏骤停和 α—受体激动作用引起血管收缩作用更重要。血管收缩可以增加胸外按压时的灌注压,将氧气运送到心脏和脑。肾上腺素还可以增强心肌收缩力,刺激自主收缩,增加心率。应用肾上腺素 1/10000 肾上腺素 $0.1\sim0.3$ mL/kg($0.01\sim0.03$ mg/kg),快速静脉注射或气管内滴注。如果心率仍小于 100 次/min,可能存在容量不足或代谢性酸中毒,根据病情可每 5min 重复给药;如果给药后 30s 内,心率≥100 次/min,提示有效。因为气管内给药途径效果有限,肾上腺素仍为首选静脉给药。

②扩容剂:有急性失血病史和伴有血容量低下患儿,窒息复苏后应给予扩容剂治疗;常用制剂有全血、血浆、5% 白蛋白溶液或其他血浆代用品、生理盐水溶液等;扩容剂的剂量为每次 10mL/kg,5~10min 内重复给药;如果血容量低下的表现持续存在,如血压持续低下应加用多巴胺等改善循环治疗。

③纳洛酮:在过去 4h 内母亲有麻醉剂应用史患儿,与之前的麻醉镇痛药竞争阿片类受体。出生时有呼吸抑制表现,应快速给予纳洛酮 0.1mg/kg,静脉注射或气管内注射,观察心率和呼吸,如再次出现呼吸抑制表现,可重复用药。

(6)复苏注意事项

①快速评估复苏指标。

②快速按步骤复苏和熟练掌握复苏技术。

③把握好复苏药物的应用:忌用中枢呼吸兴奋剂;不用高渗葡萄糖;建议静脉应用纳洛酮;不适合应用肾上腺皮质激素;慎用 $NaHCO_3$。

④防治并发症。

(7)复苏后监护:每一个还未达到稳定或复苏后的新生儿都须要持续的监测、护理和恰当的诊断性评估。复苏后半部的监测包括以下几点:监测心率、呼吸频率、血压、体温、吸氧浓度和动脉血氧饱和度,做血气分析;判定血糖水平和对低血糖进行治疗;动态监测血糖和血钙水平;拍胸片 X 射线片来评估肺的扩张情况、气管插管和脐静脉导管的位置,明确心搏骤停的潜在病因,或检查是否存在并发症,如气胸;通过扩容或应用血管加压剂治疗低血压;治疗可能存在的感染或惊厥;建立静脉通道,给予合理的液体治疗;记录观察的情况和相应的处理;将新生儿转运到更有条件的地方(如新生儿监护病房)进一步护理。转运过程须要接受过新生儿复苏培训的一组人员来完成。

(四)特殊情况

1.胎粪吸入 产科医师应在生产过程中快速对任何羊水胎粪污染的婴儿进行评估。不推荐对所有胎粪污染的婴儿常规吸痰,但当有大量羊水或分泌物时,在胎头娩出后、开始呼吸前应使用球形吸痰器清理口咽。应立即评估新生儿是否有活力,如有力的呼吸、良好的肌张力及心率>100次/min。尽管存在羊水粪染,对有活力婴儿的处理应同正常婴儿一样。如果在场的产科医师和儿科医师均认为婴儿有活力,就不必在出生后将婴儿从其母亲身边带走。如果婴儿无活力(无呼吸或哭声,且肌张力低下,且心率<100次/min),应立即气管插管吸出胎粪,最好在第一次呼吸前进行。在许多情况下即使婴儿已经有了喘息,直接气管插管吸痰仍能吸出一些胎粪(图1-5)。吸痰可通过连接气管插管和吸痰器的连接管进行(图1-6)。复苏人员应避免使用可能被血或阴道分泌物污染的吸痰方法。

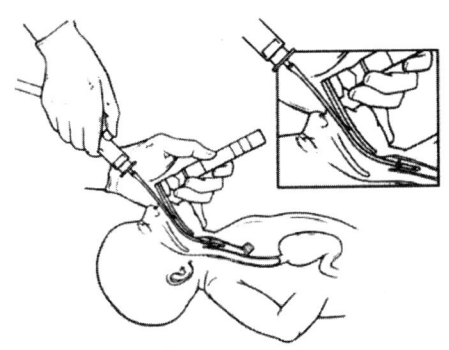

图1-5 气管胎粪吸引

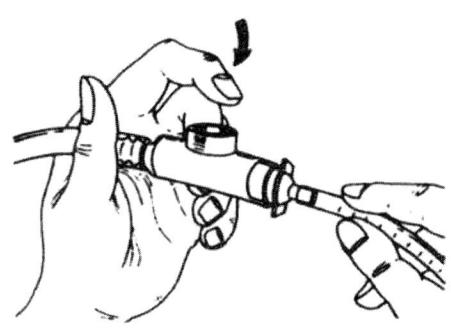

图1-6 胎粪吸引管

对最初呼吸抑制的婴儿,应在产房及新生儿重症监护病房全程监护,并充分吸氧,防止出现低氧血症。

2.休克 某些婴儿在产房表现出苍白、休克。休克可源于大量产时失血,由于胎盘分离、胎-母输血、胎盘处脐带撕裂、前置胎盘或血管、剖宫产时切开前壁胎盘、难产时腹腔内脏破裂(如肝、脾)所致。也可由败血症或低氧血症酸中毒所致的血管舒张、血管张力降低引起。这些新生儿表现为:苍白,心动过速(>180次/min),呼吸急促,低血压伴毛细血管灌注不良,脉搏微弱。

如为不明原因的急性失血,在开始呼吸支持后可能需立即输入O型浓缩红细胞、0.5%白蛋白。可通过脐插管给予20mL/kg。如临床症状无改善,应进一步查找失血原因,并继续使用更有力的血液或胶体扩容剂。应记住,产时急性失血分娩后即时血细胞比容可能正常。

除急性大量失血外,无须急用血液替代品,使用晶体溶液即可达到稳定状态。盐溶液是首选。如果之后需要血液替代品,晶体液为从血库获得更适合的产品赢得了时间。

除非极其危急情况且无其他治疗方法可用,否则不推荐从胎盘自体输血。

3. 气漏　如果在经过充分有效通气、胸外按压、使用药物后,婴儿情况仍未改善,应考虑气漏综合征的可能。气胸(单侧或双侧)、心包积气可通过透视或诊断性胸穿来除外。

4. 早产　早产儿在产房需要更多的特别护理,包括空气-氧气混合气体及氧饱和度监测,防止因较薄的皮肤和较高的体表面积或体重比例所致的热量丢失。呼吸功能不充分所致的呼吸暂停更易发生于低胎龄的婴儿,并应提供支持治疗。对肺表面活性物质缺乏致肺脏顺应性差的新生儿,第一次及之后的呼吸时须提高通气压力。在早产的原因中,围生期感染更能够增加早产儿窒息风险。

(五)Apgar评分

对复苏的效果和复苏方法的评价应根据新生儿的呼吸、心率和肤色来做出。产后应常规行Apgar评分并记录于新生儿表格上。Apgar评分包括新生儿5项客观体征评分的总和,项分0、1、2分。一般记录出生后1min、5min的评分。如果Apgar评分≤6分,应每隔5min评估一次直至评分>6分(表1-1)。Apgar评10分提示婴儿情况良好。这种情况很少见,因为大多数婴儿会存在不同程度的手足发绀。评分如果准确,可以获得以下信息。

表1-1　新生儿Apgar评分标准

体征	0分	1分	2分
皮肤颜色	青紫或苍白	躯干红四肢紫	全身红
心率(次/min)	无	<100次/min	>100次/min
弹足底或插鼻管后反应	无反应	有皱眉动作	哭,喷嚏
肌张力	松弛	四肢略屈曲	四肢活动
呼吸	无	慢,不规则	正常,哭声响

1. 1min Apgar评分　这一评分通常与脐血pH值有关,为产时窒息的指标。与预后无关。0~4分新生儿与7分以上新生儿相比,存在明显的低pH值,高$PaCO_2$,低缓冲碱。极低出生体重儿新生儿评分低不一定代表严重窒息。50%胎龄25~26周并且Apgar评分0~3分的新生儿脐血pH值>7.25,因此极低出生体重儿新生儿评分低不能认为其有严重窒息。但是,对于这些新生儿要给予积极的复苏,相对于那些评分低又伴有酸中毒的新生儿,他们对

复苏的反应快且较少使用有创手段。

2. 1min 以上 Apgar 评分　反应新生儿变化情况及复苏效果。持续低 Apgar 评分提示需要进一步抢救及对新生儿产生较严重的损伤。评估复苏是否有效,最常见的问题是肺膨胀及通气不良。复苏过程中持续低 Apgar 评分时,要检查面罩是否扣紧、插管位置是否正确以及是否有足够的吸气压力。

长时间的严重缺氧(如:Apgar 评分为 3 分)可能对神经系统产生影响。许多新生儿长时间缺氧(>15min)通常会出现神经系统并发症。但是许多新生儿长期随访出现神经系统异常如脑瘫患儿在出生时无缺氧及低 Apgar 评分史。

(六)进展

新生儿复苏不断研究新的设备以期达到最好的复苏效果。

1. 喉罩　合适的喉罩可对新生儿产生有效通气。在许多医院中,可以在气管口放置一个喉罩,以保证稳定的气流,而不需要插管。此装置可广泛用于足月儿,但也有报道可用于小早产儿。但是,喉罩对小早产儿及胎粪吸入综合征患儿的有效性还没有定论。

2. T-组合复苏器　T-组合复苏器是人工操作、压力限定、气体驱动的复苏装置。这个装置可以通过设定气流量(峰压和末压)很好地进行人工通气,并且很简单地控制呼吸频率。这种装置最重要的用途是在需要呼吸支持的早产儿转运而没有呼吸机时。

3. 空气复苏　NRP 目前仍推荐在新生儿复苏时使用氧气,但是证据显示空气复苏也同样有效而且更安全。动物研究没有显示纯氧及混合氧对新生兔复苏更有效,并且高氧可致死亡率提高及神经系统损伤。对足月儿研究显示,空气复苏和氧气复苏在生后恢复到正常心率的时间相同,且 1min 和 5min Apgar 评分相似。除了在氧气复苏组有高二氧化碳潴留外,两组中血气分析正常的比例相同。在氧气复苏组新生儿第一声啼哭时间延长,但死亡率相同。随着更好地了解生后氧饱和度变化、更多地积累空气复苏资料,很可能产房中由 100% 纯氧复苏会被空气复苏及混合氧复苏代替。

4. 保守或停止复苏　复苏意味着婴儿可获得更好的生存率,减少严重疾病发生率,包括胎龄 25 周或胎龄更大些的新生儿。对那些不可能存活或并发症概率非常高的新生儿来讲,父母的意愿可指导复苏力度。

如果连续 10min 以上的侵入性复苏后仍没有生命体征出现,可考虑停止复苏。

第二节　早产与早产儿

一、早产

(一)早产现状

随着基础医学的发展及辅助生殖技术的进步,围生医学的发展已取得可喜成绩。然而随着生活节奏加快,生活压力增加,孕妇年龄增加,试管婴儿的诞生等因素,早产并未得到很好的控制。全球早产的发生率为 5%~15%,美国大样本的统计为 12% 左右;2005 年中华医学会儿科学分会新生儿学组多中心调查显示早产发生率为 7.8%;2007 年中国医院新生儿流行病学调查报告显示早产发生率为8.1%。有研究表明早产儿占住院新生儿的比例为34.038%,且有逐年上升趋势。早产及早产儿问题成为国内外围生医学研究的重点。

早产(指非特异性早产)机制目前仍不是十分清楚。临床上,除了死胎和致死性畸形引产外,25%～40%属于选择性早产。大部分是由产科医师评估后终止妊娠,少部分由社会因素造成。

早产是导致围生儿死亡的重要原因,除出生缺陷外,占围生儿死亡的70%以上。早产儿尤其是极低出生体重儿的死亡率高达12.7%～20.8%,其主要死因为窒息、肺出血、颅内出血、寒冷损伤综合征、感染性疾病、胆红素脑病、营养代谢性疾病等。早产儿的远期预后较差,存活早产儿8%留有运动障碍、智力障碍、生长迟缓、学习困难、行为问题(注意力缺陷、多动综合征)及视听障碍,给社会和家庭造成巨大的经济和心理负担。此外,由早产儿诊治和并发症引起的医疗纠纷多,作为新生儿科医务工作者应不断增强认识,提高早产儿的管理水平。

(二)早产的定义及分类

1.早产的定义 早产指妊娠不满37足周(<258d)分娩者。国外存在把早产定义为胎龄满20周至不满37周。早产定义较广,在此期间出生的早产儿器官及各个系统的发育状况亦有很大差异,护理及救治的措施和难度有所不同,预后也有明显差异。因此,为满足预防与治疗的需求,有必要对早产及早产儿进行详细分类。

2.早产的分类

(1)按照妊娠时限分类。轻型早产指妊娠32～36周的早产,占早产的绝大部分,出生后早期结局相对较好。早期早产指妊娠28周但不足32周之间的早产,大部分在生后短期或长期内死亡。极早早产指小于妊娠28周的早产。

(2)按照病因分类分为自发性早产、胎膜早破性早产、医源性早产。

自发性早产:妊娠不满37足周自发性出现早产临产,继而分娩;约占全部早产的50%,原因不明。

胎膜早破性早产:先出现胎膜早破,继而出现早产分娩。约占全部早产的25%。感染被认为是此类早产的主要原因。

医源性早产:有医学指征(母亲高血压、胎盘早剥、胎儿窘迫、宫内发育迟缓等)需要在妊娠37周以前结束分娩者。约占全部早产的25%。

(三)早产发生的原因

1.母体因素

(1)一般社会情况和社会因素

①孕妇的年龄过大或过小。年龄小于18周岁或大于40岁,体重小于45kg,身高低于150cm,均与早产的发生有关。30岁以下和以上孕妇发生妊娠高血压疾病的比例分别为10.6%、16.8%。母亲年龄较小者,社会经济状况低下,可导致孕母营养缺乏。流行病学研究提示,营养缺乏在早产发生中占有重要地位。

②种族、遗传因素。有研究显示:在美国同等经济情况下黑人早产的发生率高于白人50%。有研究发现,出生时孕周小于37周的妇女娩出早产儿的危险增高。另有研究提示,基因PON2311位点多态性与早产的发生具有显著相关性。

第一章 新生儿疾病

③不良生活习惯。吸烟、酗酒、滥用毒品亦与早产有关。尼古丁和可卡因中有很强的血管收缩剂,可通过激活胎儿的下丘脑-垂体-肾上腺轴而导致早产。在国内应重视被动吸烟问题。

④生活环境。从事体力劳动,工作时间过长、过累,情绪波动或过度紧张可使早产发生率明显增加。

⑤妊娠后期频繁的性生活,易引起胎膜早破,也是早产的较常见原因。

(2)既往人工流产史、早产史或者死胎史:调查显示人工流产与再次妊娠早产相关,且人工流产次数越多,再次妊娠流产的风险增加1.5~4倍,原因可能与机械损伤造成宫颈内口功能不全,以及术后引起的感染有关。但也有研究认为前3个月流产和1次人工流产史,并不导致再次妊娠流产的风险。人工流产还可增加再次妊娠并发症的发生率增加,如先兆早产、前置胎盘、胎膜早破和胎儿窘迫等,间接增加早产及医源性早产的发生。有研究显示,有早产史的妇女,再次妊娠仍然有早产的可能性。当孕妇第一次妊娠时发生早产,以后的妊娠发生早产的可能性增加2倍。如果最初两次均发生早产,第三次妊娠发生早产的可能性增加3倍。

(3)感染:这是引起早产的重要原因之一,感染可导致胎膜早破,进而发生早产。多为生殖道感染,起源于阴道、宫颈,进一步上行导致宫内感染。解脲支原体、沙眼衣原体、厌氧菌是引起孕妇生殖道感染的常见病原体。妊娠期间感染生殖道后,可破坏邻近羊膜上的溶酶体膜,释放出磷脂酶A_2,促进胎膜上的花生四烯酸转化为前列腺素并诱发宫缩;同时细胞内溶酶体酶的释放,对羊膜绒毛膜细胞产生直接的细胞毒性作用,导致胎膜破坏,减弱胎膜张力,导致胎膜早破此外,梅毒、淋病、尖锐湿疣、生殖器疱疹、艾滋病、人类微小病毒B19感染均是早产的高危因素。少数非生殖道感染也可诱发早产,如未治疗的急性肾盂肾炎,30%发生早产,伴有肺炎的孕妇早产发生率高达25%。

(4)胎膜早破:在早产的女性中,约1/3并发胎膜早破。正常情况下妊娠中期以后,胎膜停止生长,到妊娠晚期胎膜变薄,当孕妇膳食中缺乏铜和维生素C时,可使胎膜脆性增加,如宫内压力增大,容易破裂。胎膜早破是结果,而导致胎膜早破的原因才是引起早产的原因,主要为感染、胎膜损伤、胎膜异常、宫颈功能不全、羊膜腔内张力过高、胎位异常、多胎、羊水过多,妊娠期间行宫颈环扎术或羊膜腔穿刺术等。胎膜早破后阴道的病原微生物易上行感染,感染程度与破膜时间有关,若超过24h,感染率增加5~10倍。胎膜早破可引起脐带脱垂、胎儿窘迫及新生儿颅内出血及感染,突然破膜还可引起胎盘早剥,这些都可引起早产。

(5)妊娠期疾病:妊娠并发症本身可导致早产,或为保证母胎安全,未足月而终止妊娠。

①妊娠期高血压疾病:国外发病率为7%~12%,国内为9.4%,导致子痫前期和子痫,常常造成医源性早产。

②溶血、肝酶升高和血小板减少综合征:即子痫前期/子痫患者并发有血小板减少,异常外周血涂片和肝功能异常,我国发生率2.7%,通常导致早产。

③产前出血:常引起早产,但是产前出血是症状,不是原因,引起的原因有创伤、局部病变、炎性反应、溃疡、糜烂、静脉曲张破裂、息肉及肿瘤、前置胎盘、胎盘早剥、子宫破裂、胎盘边缘血窦破裂、羊水栓塞致弥漫性血管内凝血、胎盘和脐带异常,妊娠合并出血性疾病,其中胎

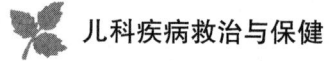

盘因素和宫颈疾病是主要原因。

④妊娠期肝内胆汁淤积综合征：是妊娠中晚期特有的并发症，临床上以上皮肤瘙痒和黄疸为特征，发病率0.8%～12%，有明显的地域和种族差异。有研究证实胆汁淤积综合征患者的胎儿对类固醇代谢障碍，不能将16α-羟基-去氢表雄酮转变为惰性较大的雌三醇，而转变为具有活性的雌二醇，从而导致早产。此外胆汁淤积综合征使胎儿宫内窘迫发生率增高，也增加了医源性早产的发生。

⑤其他：妊娠合并急性阑尾炎、急性胰腺炎、外伤、慢性肾炎、心脏病、肝炎、红斑狼疮，以及妊娠早期贫血等。

(6)其他：孕母不育史、孕期增重少（胎儿生长受限）、妊娠剧吐也是早产比较明显的高危因素，这些因素在早产儿的高危因素所占比例低于2%。

2. 胎儿因素

(1)胎位异常，如臀位、横位等。

(2)多胎妊娠、双胎妊娠、羊水过多可使子宫过度膨胀，宫腔压力增大，诱发子宫收缩。双胎妊娠早产的发病率高达50%。

(3)胎儿畸形及胎死宫内。

3. 子宫、胎盘因素

(1)子宫畸形：如双子宫、双角子宫、纵隔子宫等。

(2)宫颈功能不全：在无宫缩和胎膜早破的情况下，宫颈缩短和扩张，羊膜囊自宫颈管膨出露出宫颈外，最终因感染及宫腔内压增加导致胎膜破裂而发生早产。

(3)前置胎盘及胎盘早剥。

(4)子宫肌瘤、卵巢肿瘤、子宫颈癌。

4. 其他因素　如母儿血型不合、溶血病、心理因素、厌恶孩子、家庭不和、长途旅行、气候变化、交通事故外伤。另外，性生活、乳头刺激等均可诱发早产。

二、早产儿

(一)早产儿的分类

1. 根据胎龄分类　胎龄指从最后1次正常月经第1天起至分娩时止，通常以周表示。胎龄<37周的新生儿，根据孕龄分为三类：①轻型早产儿，32～36周的早产儿。②早期早产儿，28～32周的早产儿。③极早早产儿，<28周的早产儿。近年又有人把其中34周至不足37周之间的早产儿称为近足月儿或者称为晚期早产儿。

2. 根据出生体重分类　出生体重指出生1h内的体重。①低出生体重儿：出生体重<2500g。②极低出生体重儿：出生体重<1500g。③超级低出生体重儿：出生体重<1000g。④正常出生体重儿：2500g≤出生体重≤4000g。

(二)早产儿的特点

1. 呼吸系统　早产儿呼吸中枢及呼吸系统的发育尚不成熟，呼吸浅表且节律不规则，常出现周期性呼吸及呼吸暂停。所谓周期性呼吸，即呼吸停止<20s，不伴有心率减慢及发绀。呼吸暂停指呼吸停止>20s，并伴有心率<100次/min及发绀。呼吸暂停可根据病因分为中

枢性、阻塞性和混合性。

2. 循环系统　出生时尚不完善,约半数超级低出生体重儿会出现低血压,一般在6.0～8.0kPa(45～60mmHg)。早产儿低血压和动脉导管关闭延迟(足月儿在生后10～15h即可功能上关闭)是早产儿循环系统常见的问题,容易造成各脏器的潜在损害,影响早产儿的生存质量。

3. 消化系统　尽管从15周就可检测到胎儿口部的吸吮动作,但是协调的吸吮和吞咽到34周才成熟,因此小早产儿易发生乳汁吸入。协调的食管蠕动存在于孕32周时,然而与足月儿相比,其收缩幅度、传播速度及下食管括约肌压力均是降低的,因此比足月儿更易发生胃食管反流。国外有研究证实早产儿胃排空延迟,可能与胃窦和十二指肠动力不成熟及两者之间缺乏协调活动有关。早产儿结肠动力不成熟,当有呼吸窘迫或感染时,常可出现类似于巨结肠的动力性肠梗阻,严重时可导致坏死性小肠结肠炎。刚出生的新生儿胃内pH值较高,因此在初生5～8d内胃蛋白酶是无活性的,且十二指肠各种蛋白酶活性也较低,因此只能消化不足80%的摄入蛋白质。同时由于胰脂酶活性、胆酸和胆盐水平较低,因此早产儿对脂肪的消化吸收能力有限。此外,早产儿由于乳糖酶水平较低,在功能上可能有轻度乳糖不耐受。由于肝功能较差,生理黄疸早且重,持续时间长,易发生低蛋白血症和低血糖。

4. 泌尿系统　肾小球滤过率低,不能有效地排出过多的水分和溶质。原因如下:①肾皮质肾小球发育不良,滤过功能几乎全由近髓部肾小球承担,滤过膜表面积较成人小。②心搏出量小,动脉血压低,肾灌注不足。③入球及出球小动脉阻力高。④肾小球毛细血管通透性低。早产儿肾浓缩功能较差,排钠分数高,肾小管对醛固酮反应较低,易出现低钠血症。葡糖糖阈值低,易发生低血糖。

5. 血液系统　早产儿血容量为89～105mL/kg,末梢有核红细胞较多,白细胞及血小板均低于足月儿;胎龄越小,体重越低,"生理性贫血"下降越早,幅度越大,出生体重1.0～1.5kg者可降至80g/L,出生体重不足1.0kg者可降至70g/L,6周后血红蛋白降至70～100g/L(足月儿于8～12周后降至110g/L)。早产儿"生理性贫血"的原因中最主要的是内源性促红细胞生成素产生不足,由于胎儿和早产儿出生后数周内促红细胞生成素主要在肝脏产生,而肝脏对贫血和组织缺氧的敏感性远低于肾脏,有研究表明,早产儿贫血时促红细胞生成素水平与血红蛋白下降程度明显不成比例。

6. 神经系统　觉醒时间更短,胎龄愈小,原始反射愈难引出或者不完全,肌张力低,早产儿尤其低出生体重儿,易发生脑室管膜下出血及脑白质损伤,重者脑室周围白质软化。

7. 免疫系统　免疫功能及屏障功能差,易发生感染性疾病。

8. 能量及体液代谢　生理性体重下降明显,生后5～7d,低出生体重儿、极低出生体重儿体重下降10%～15%,超级低出生体重儿体重下降可达20%。早产儿所需热量基本同足月儿,体液占体重的80%。体温调节中枢不完善,易出现低体温,体重越低或者日龄越小,所需中性温度越高。

三、早产儿的并发症

早产儿出生体重较小,大部分早产儿发育在2年内赶上足月出生的婴儿。由于出生时发育不完善,近期并发症多,往往遗留远期并发症,严重影响生存质量。

(一)早产儿的近期并发症

1. **呼吸窘迫综合征**(respiratory distress syndrome,RDS) 由肺内表面活性物质缺乏引起,胎龄愈小,发病率愈高。

临床表现:生后2～6h出现,主要表现为呼吸急促、鼻翼扇动、呼气呻吟、吸气性三凹征、发绀、呼吸窘迫进行性加重,严重时呼吸浅表、呼吸节律不整、呼吸暂停及四肢松弛。体格检查可见胸廓扁平,听诊呼吸音减低,肺泡渗出时可闻及湿性啰音。RDS通常生后第二、第三天病情严重,72h后明显好转,但是出生体重、肺病变严重程度、表面活性物质的治疗、有否感染的存在及动脉导管的开放均对患儿的病程有不同程度的影响。X射线检查,是目前确诊RDS的最佳手段,主要表现为:①毛玻璃样改变。②支气管充气征。③白肺。

鉴别诊断:①湿肺,又名新生儿暂时性呼吸性增快,多见于足月儿及近足月的剖宫产儿,自限性疾病生后数小时内出现呼吸增快,但吃奶佳、哭声响亮及反应好,重者发绀及呻吟。听诊可闻及呼吸音减低及湿啰音。X射线胸片显肺气肿、肺门纹理增粗和斑点状云雾线,常见叶间积液,对症治疗即可,一般2～3d症状缓解。②B组链球菌肺炎,由B组链球菌败血症所致的宫内感染性肺炎,临床表现及X射线难与RDS鉴别,但是前者母亲妊娠晚期多有感染、羊水早破或羊水异味史,机械通气参数较低,病程与RDS不同。③膈疝,表现阵发性的呼吸急促及发绀,腹部凹陷,X射线胸片可见患侧胸部有充气的肠曲或者胃泡影及肺不张,纵隔向对侧移位。④吸入性肺炎,多见足月儿和过期产儿,有羊水、胎粪吸入史。⑤早产儿颅内出血,多有缺氧复苏史,及时做头颅B超或CT鉴别。⑥肺泡性蛋白沉积症,少见的肺部疾病,可见足月新生儿。

治疗:目的保证通换气功能正常,待自身PS产生增加,RDS得以恢复,机械通气和PS替代疗法是治疗的重要手段。

2. **频发性呼吸暂停** 极低出生体重儿有70%可发生呼吸暂停。通常于出生2～4周后才消失,紧急处理三步骤:刺激、药物治疗、氧疗。①刺激:托背、弹足底,出现青紫须气囊给氧。②药物治疗:氨茶碱负荷量4～6mg/kg,12h后给维持量,每次2mg/kg,每天2～3次(半衰期短,须多次给药)监测血浓度,保持在5～15μg/mL;不良反应有烦躁、心动过速、惊厥、胃肠道出血、高血糖、神经系统。枸橼酸咖啡因负荷量为20mg/kg(相当于咖啡因10mg/kg)维持量为5mg/kg,每天1次,静脉滴注。优点:半衰期较长,脂溶性高,透过血脑屏障快。纳洛酮为0.1mg/kg,必要时4～6h再用。③氧疗:nCPAP(压力0.3kPa)、机械通气(频繁呼吸暂停呼吸机参数一般不需要很高)。

3. **肺出血** 指肺的大量出血,至少影响到肺的两个大叶,不包括肺部散在的局灶性小量出血。发生于许多严重疾病的晚期,是一个严重的综合征。早产儿各系统发育不成熟是肺出血的主要原因。临床表现:出血前数小时至明确诊断常表现首先是$TCSO_2$的下降,呼吸暂停、呼吸不规则、继之呼吸窘迫及肺内出现湿性啰音。有50%的患儿从鼻孔或口腔流出或喷出血性分泌物或棕色液体,或于插管时流出或吸出泡沫样血性液,这时诊断已很明确,但少数患儿无血性分泌物流出。X射线表现肺内广泛分布的小点片或斑片状融合阴影、肺血管瘀血影,肺部原有病变。治疗:积极治疗原发疾病,止血治疗,必要时输血治疗,在治疗原发病基础上尽早使用呼吸机。呼吸机参数设置:PIP 2.5~3.0kPa,PEEP 5~7cmH$_2$O,I∶E=1∶1,呼吸 30~40 次/min;对严重广泛肺出血,病情好转后呼吸机参数调整不能操之过急。

4.新生儿持续肺动脉高压 出生后肺血管阻力不能下降,导致肺血流减少,卵圆孔和动脉导管水平存在分流,三尖瓣反流。通常继发于呼吸系统疾病,如 RDS、肺炎等,表现为低氧性呼吸衰竭,氧饱和度监测可表现出导管前后氧合水平的差异。需做心脏彩超以排除心脏解剖结构的异常。持续肺动脉高压可以危及生命,需要立即处理。

5.气胸 气体进入胸膜腔所致。常发生于存在肺部病变并接受呼吸支持(CPAP 和机械通气)的新生儿,也可发生于自主呼吸和没有肺部病变的新生儿(通常在生后最初几次自主呼吸时发生)。表现为急性的呼吸窘迫和需氧,张力性气胸可表现为心血管功能的突然恶化。少量的气胸症状可不明显,可密切观察,中到大量的气胸需要放置胸腔引流管引流。见图 1-7。

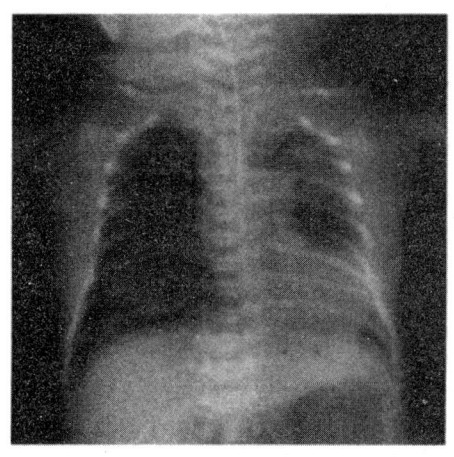

图 1-7 气胸的 X 射线表现

6.脑室周围-脑室内出血 常见于胎龄<32 周、体重<1500g 的早产儿。临床表现不典型,多发生在生后的前 4d,可表现呼吸暂停、嗜睡、肌张力减低等,还伴有心动过缓、体温降低、代谢性酸中毒、低血压等,但 20%~50%患儿可无明显症状。根据头颅 B 超或 CT 检查可分为 4 级。Ⅰ级:室管膜下胚胎生发层基质出血。Ⅱ级:Ⅰ级出血破入脑室,但脑室不扩大。Ⅲ级:Ⅰ级出血破入脑室伴脑室扩大。Ⅳ:Ⅲ级基础上伴有脑实质出血。其中Ⅲ、Ⅳ级常遗留神经系统后遗症。

治疗:①一般治疗,保持患儿安静,避免搬动和尽量减少刺激性操作。②维持血压正常,保证足够热量供给,注意液体平衡。③止血、防治脑水肿、纠正贫血、休克、酸中毒等并发症。

7.高胆红素血症 即黄疸,指由于循环血中胆红素过多而引起的皮肤,巩膜及其他组织黄染,分为生理性黄疸和病理性黄疸。生理性黄疸:超过 80%的早产儿于生后 2~3d 出现黄疸,4~5d 达到高峰,5~7d 开始消退;一般情况良好,可延长 3~4 周消退,足月儿一般 2 周消退,每日血清胆红素升高<85μmol/L 或者每小时<5mg/L。生理性黄疸是排除性诊断。病理性黄疸:①黄疸在出生后 24h 内出现,TBS>102μmol/L。②足月儿 TBS>220.6μmol/L,

早产儿>255μmol/L。③血清结合胆红素>26μmol/L。④TBS每日上升>85μmol/L。⑤黄疸持续时间长,超过2~4周,或进行性加重。

治疗：主要针对高间接胆红素血症,重点是降低胆红素,防止胆红素脑病。①光照疗法,胆红素能吸收光线,以波长450~460nm的光线作用最强,故蓝光和绿光有效。注意光疗时不显性失水增加,维生素B_2破坏加速,故适量补充;也可能出现发热、腹泻、皮疹等副作用,停止光疗后一般可自行缓解。②换血疗法,适用于产前已经明确诊断,生后12h内胆红素升高每小时>12μmol/L或者已达到342μmol/L者,早产儿或者上一胎溶血严重者。③药物治疗：应用丙种球蛋白、白蛋白、肝酶诱导剂,纠正酸中毒、缺氧,防止低血糖、低体温。

8. 动脉导管未闭　早产儿常见的心脏问题,约占早产儿的20%,早产儿生后2~3d内,由于RDS和机械通气的应用,肺动脉压力和阻力较高,故通过动脉导管的分流量较少,之后,通过RDS的好转、机械通气停止,肺动脉压力和阻力下降,约有30%的患儿出现通过动脉导管的左向右分流明显增大,从而引起左心室容量负荷过重,可表现为气促、呛咳、多汗、体重不增,甚至心力衰竭。典型病例于胸骨左缘第2肋间有响亮粗糙的连续性机械性杂音。早期B超筛查可明确诊断。

治疗：①限制液体量。②药物治疗,选用抑制前列腺素合成的药物,如吲哚美辛,首剂0.2mg/kg,静脉滴注,第二、第三剂0.1~0.3mg/kg,间隔12h,总剂量不超过0.6mg/kg。③手术治疗：当药物治疗无效时使用手术结扎,或切断动脉导管。伴发RDS或心力衰竭者,若内科治疗无效应尽早手术。

9. 坏死性小肠结肠炎　由围生期多种致病因素导致的以腹胀、呕吐、便血为主要症状的急性坏死性肠道疾病,主要发生于早产儿,在极低出生体重儿(<1500g)的发生率为5%~10%,胎龄越小,本病发生率越高。病情严重,病死率50%。机制复杂,尚未完全明确,可能与早产、肠壁缺氧缺血,肠道菌群失调及喂养有关。多于生后2~12d发病,极低出生体重儿可迟至2个月。临床表现为初起喂养困难、腹胀、胃潴留等,以及呼吸窘迫、呼吸暂停、嗜睡、体温波动等全身症状。随后大便性状改变,血便。严重者呼吸衰竭、休克、弥散性血管内凝血,甚至死亡。查体可见肠型、腹壁发红、肠鸣音减弱或者消失。腹部X射线平片表现为麻痹性肠梗阻,肠壁积气和门静脉充气征为特征性表现。

治疗：绝对禁食同时胃肠减压;抗感染;静脉营养支持疗法;出现气腹或腹膜炎时外科治疗。

10. 低血糖　生后血糖<2.2mmol/L为低血糖,反复低血糖可引起神经系统危害。出生72h内的早产儿低血糖发生率约5%。临床表现非特异性。表现为震颤、阵发性发绀、呼吸暂停或呼吸增快,哭声减弱或音调变高、肌张力低下、反应差、嗜睡、惊厥,也可表现面色苍白、多汗、体温不升、心动过速、哭闹等。处理：生后监测血糖直至稳定,积极对症治疗,寻找病因。

11. 代谢性酸中毒　血浆中HCO_3^-原发性减少。主要原因是无氧酵解旺盛,产生高乳酸血症及肾脏保碱排酸的功能较差,感染也可造成代谢性酸中毒。临床表现：轻度(18~13mmol/L)患儿可仅表现呼吸增快或者无症状,较重(13~9mmol/L)患儿出现心律增快、厌食、恶心、呕吐精神萎靡、嗜睡,甚至昏迷。严重的(<9mmol/L)心率减慢、低血压、心力衰竭,危及生命。早产儿呼吸功能较差,呼吸改变可不典型。治疗：改善循环、改善肾功能和呼吸功

能。轻度酸中毒可不处理。中重度应补充碱剂,首选碳酸氢钠。注意避免频繁或快速输给高张碳酸氢钠液;避免过快完全纠正酸中毒。

12.寒冷损伤综合征 又名新生儿硬肿症,多由寒冷或和热量摄入不足、多种疾病(如严重感染、重度窒息等)、微循环障碍、体温调节中枢功能低下造成。临床表现:反应低下、哭声低弱、活动减少,也可出现呼吸暂停等。低体温,四肢或全身冰冷。皮肤硬肿,常呈对称性,发生次序依次为:下肢、臀部、面颊、上肢、全身。需与新生儿水肿(有各自的临床特点)、新生儿皮下坏疽(有难产或产钳分娩史)相鉴别。治疗:复温、监测体温,热量和液体补充,控制感染,纠正器官功能紊乱。

(二)早产儿的晚期并发症

1.支气管肺发育不良(broncho-pulmonary dysplasia,BPD) 即慢性肺疾病。出生后即需要机械通气和吸氧,生后28d或纠正胎龄36周仍依赖吸氧或机械通气,并有肺功能异常的慢性肺部疾病。原因:肺气道发育不成熟,易造成气压伤或氧中毒及动脉导管开放,导致气管,肺发育不全及慢性肺功能不全,多见于超级低出生体重儿,发生率可达50%。主要临床表现为对氧气的依赖。

治疗:①呼吸支持,以尽可能低的气道压力和氧浓度,维持血气指标基本正常,争取尽早撤离呼吸机。②限制液体量,应限制液体入量,必要时可使用小剂量利尿剂。③糖皮质激素,炎性反应在BPD发病中起重要作用,而激素具有抗炎作用,但其不良反应较多,例如抑制脑发育、导致感染扩散等,故不常规使用激素预防BPD,对严重病例可谨慎吸入激素。④抗感染,机械通气及BPD易合并肺部感染,而肺部感染反过来又可促使BPD的发生和发展,多做痰培养,根据药敏结果选用抗生素。

2.贫血 胎龄、体重越小,贫血出现的时间越早越重。生理因素:早产儿红细胞寿命较短,生长发育速度快。早产儿维生素K、维生素D、维生素E及铁储存不足(尤其是胎龄不足30周的极低出生体重儿铁储存含量极少),加上喂养困难,早产儿监护过程取血检验等医源性失血也应引起足够重视,并且病情越重,越须多次取血监测,如果是极低出生体重儿,血容量更少,更易发生医源性失血。例如,出生体重为1.0kg的早产儿如果每天取血2mL,连续5d就可失血10%。另外,感染、出血、溶血等均是导致贫血的常见原因。临床表现:生后2~3月或更早逐渐出现面色苍白、甲床苍白、全身倦怠、无力、肌张力低下、哭声低微、吸吮力弱、奶量减少,有时呕吐、腹胀、便稀。较重者面色多虚肿,体重不增,肝脾可肿大。机体抵抗力差,易患感染性疾病。实验室检查:生后一周内静脉血血红蛋白≤130g/L,1周后<100g/L,可诊断为贫血。严重者输血治疗,早产儿尤其是极低出生体重儿一般每次5~15mL/kg,采用输血泵控制输注时间不短于2h。有研究表明,血红蛋白<100g/L的早产儿经红细胞输注可纠正其呼吸节律改变(如呼吸急促、呼吸困难、呼吸暂停)、心律改变(如心动过速、心动过缓)以及体重不增、吸吮困难等。

3.脑室周围白质软化 脑白质损伤是早产儿脑损伤的形式之一,最严重的结局是早产儿脑室旁白质软化。发病机制:早产儿生后的一段时间内,供应白质的小动脉在解剖结构上并未完全发育成熟,另外,发育中的少突胶质细胞前体对缺血敏感。主要病因有妊娠高血压疾病,贫血,胎-胎输血,胎盘、脐带异常,宫内窘迫,新生儿循环异常,低氧血症及难以纠正的低血糖等,均可导致白质供血障碍而致损伤。临床表现均是非特异性的,即使脑白质损伤相当严重,患儿也只表现反应差。影像学诊断是早产儿脑白质损伤应用最广泛的诊断方法。早期水肿阶段:颅脑超声以无创、便于床旁操作的优势,成为首选。特点是病变部位回声增强,且粗糙、不均匀;病变广泛时,可见强回声自脑室周围向外辐射性弥散,直至皮层下;轻度的7~10d内超声影像恢复,重者进一步钙化或软化。软化灶形成阶段:软化灶在2mm以上超声检查可探及,一般在白质损伤3~4周,超声显示低回声或者无回声的软化灶。同时,脑室扩大,脑容积减少。此阶段CT、MRI检查有较高的敏感和特异性。3~4个月后,随着胶质细胞的填充,软化灶逐渐在影像上消失。治疗:三维持、三对症。三维持:即维持良好呼吸、维持良好循环、维持血糖在正常的高值。三对症:指控制惊厥,降低颅内压,消除脑干症状。待病情稳定,根据患儿的具体情况及早进行智能与体能的康复训练,有利于脑功能的恢复和减少后遗症的发生。

4.早产儿视网膜病变 异常的视网膜血管形成而导致的双眼疾病。严重者可致失明。发病机制:早产儿视网膜血管发育未成熟,在血管进一步成熟过程中,由于代谢需求增加导致局部视网膜缺氧,在各种高危因素下,使发育未成熟的视网膜收缩、阻塞、视网膜血管发育停止,导致视网膜缺氧,视网膜缺氧可继发血管生长因子大量产生,从而刺激新生血管形成,同时伴有纤维组织增殖,纤维血管沿玻璃体前面生长,在晶状体后方形成晶状体后纤维膜,膜的收缩重者可引起视网膜脱落,严重者可致失明。病变程度可分为5期。初次检查仅表现无血管区则记录为未成熟视网膜或0期视网膜病变。1期:视网膜后极部有血管区与周边无血管区之间出现一条白色平坦的细分界线。2期:分界线变宽、增高或者粉色的嵴样隆起突出视网膜面。3期:凸出于视网膜表面的纤维增殖。4期:局限视网膜脱离。5期:视网膜全脱离。80%以上出生体重小于1kg的早产儿发生视网膜病,尤其是氧疗患儿。生后4~6周眼底筛查,可降低视网膜病变的发生率,1期、2期视网膜病变只需密切观察即可,大部分可自行消退,当发展至严重程度时则须治疗。

5.超级低出生体重儿佝偻病 早产儿血清钙低下,但于第七天可恢复正常水平,一般不发生低钙症状不必补钙;但超低出生体重儿容易患佝偻病,因为钙磷及维生素D的储存较少;吸收脂肪及脂溶性维生素的功能较差;生长较快钙磷的一般供给量往往不能满足需要表现为补磷不足;容易有感染和消化道紊乱,因此对矿物质及脂肪吸收障碍。

(三)早产儿的感染问题

感染贯穿整个病程,由于早产儿免疫系统尚未发育成熟,对细菌、病毒、真菌和其他病原微生物抵抗力低,因此比足月儿更容易并发感染,如败血症、肺炎、脑膜炎等。

早产儿感染具有以下特点:①临床表现不典型,症状和体征非特异性,易与非感染性疾病混淆;如早产儿败血症,临床常表现为自发性活动减少、吸吮无力、呼吸暂停、硬肿、心动过缓和体温不稳(过高或者过低)。②产前感染发生率较高,以败血症和肺炎为多。③病程进展快,易出现休克、弥散性血管内凝血。④容易发生严重感染、机会感染,常发生院内感染,以产超广谱β内酰胺酶细菌、真菌感染多见。⑤死亡率高,尤其合并坏死性小肠结肠炎者。⑥病情恶化要考虑到感染的可能性。

早产儿感染发生主要与以下因素有关:早产儿存活率的明显提高,自身免疫功能低下,住院时间长,静脉置管、气管插管及机械通气等较多的医疗操作,胎膜早破等。早产儿感染以条件致病菌为主要致病菌,生后1周内感染以革兰氏阴性菌常见,但住院时间超过2周要注意革兰氏阳性菌及真菌感染。有研究提示凝固酶阴性的葡萄球菌是早产儿后期感染最多见病原菌;真菌感染与抗生素尤其是碳青霉烯类的滥用有关,真菌感染与部分患儿坏死性小肠结肠炎的发生有关,须引起重视。

相对于足月儿,早产儿感染具有特殊危害,可导致或促发脑瘫、早产儿视网膜病变、动脉导管未闭、支气管肺发育不良的发生。有研究表明早发性系统感染,尤其是脑膜炎,与包括脑瘫、视力、听力受损等神经损伤有关;而临床感染中毒表现不明显的所谓"低度"系统感染引起的炎症瀑布可导致脑白质病变。

四、不同原因所致早产儿的临床特征

(一)胎膜早破早产儿的临床特征

1. 感染　这是胎膜早破早产儿的主要表现。感染与胎膜早破关系密切,羊膜腔感染时可促使胎膜早破,胎膜早破又可导致上行性感染,引起胎儿宫内感染;因此感染既是胎膜早破的病因,又可是胎膜早破的结果。胎膜早破时间越长,胎儿感染机会越多;如超过24h,胎儿感染很难避免,严重者可致胎儿死亡。此外,感染可引起早产儿败血症和神经系统损伤如脑瘫等的发生。

2. 呼吸问题

(1)胎膜早破早产儿相对不容易发生RDS,可能与应激有关。但是,胎膜早破继发羊水减少,易于造成胎儿或脐带宫内受压,引起胎儿窘迫和出生窒息,可加重RDS。

(2)干肺综合征:胎膜早破超过3d,羊水少,肺液丢失,发生气道塌陷,导致呼吸困难。

3. 其他问题　如呼吸暂停、肺出血、颅内出血、代谢紊乱等。

(二)妊娠高血压疾病早产儿的临床特征

1. 小于胎龄儿　妊娠期高血压疾病的基本变化是全身小动脉痉挛收缩,胎盘循环阻力增加,胎盘血流减少;螺旋小动脉狭窄闭塞,胎盘床血管急性粥样化也使胎盘血流减少,影响胎儿的血流量和胎儿胎盘的物质交换,发生胎儿生长受限、宫内窘迫等。

2. 外周血象的变化

(1)有核红细胞增多:与慢性缺氧刺激有关。

(2)暂时性中性粒细胞减少:一般不增加感染性疾病风险。

(3)血小板减少:与血管痉挛引起内皮损伤以及血小板活力被激活、消耗有关。

(三)胎盘早剥早产儿的临床特征

胎盘早剥早产儿死亡率高达20%～35%,为无早剥者的15～27倍。胎盘早剥早产儿在临床上易出现颅内出血、缺血缺氧性脑病、贫血、弥散性血管内凝血、酸中毒、RDS、硬肿症、呼吸暂停、休克、心肌损害、心力衰竭等急危重并发症。其机制与以下因素有关。

1. 凝血功能障碍　是胎盘早剥早产儿特殊、潜隐且险恶的病理变化。剥离处胎盘绒毛和蜕膜释放大量的组织凝血活酶,进入母亲和胎儿体内,激活内源性凝血系统,从而启动弥散性血管内凝血。重型胎盘早剥,剥离面超过1/3,以内出血为主;重型胎盘早剥早产儿均发生弥

散性血管内凝血,来势凶猛。轻型胎盘早剥,剥离面不超过1/3,以外出血为主,患儿发生弥散性血管内凝血时进展相对较慢,潜伏较大的危险。

2. 缺氧缺血　胎盘脱离子宫,势必影响供血供氧,发生胎儿呼吸循环功能障碍,发生胎儿窘迫和新生儿窒息。

3. 失血　胎盘早剥母体出血,会导致胎儿的失血,表现贫血和低血容量休克。

4. 成熟度低　胎盘早剥多发生于未足月妊娠,且发生后均应立即终止妊娠。

(四)糖尿病母亲的早产儿临床特征

1. 早产儿、小于胎龄儿　与妊娠阶段糖尿病症状未得到控制,合并肝肾功能损害、视网膜病变等有关。

2. 代谢紊乱　低血糖、低血钙(甲状旁腺功能降低)、低血镁。

3. 围生期窒息和颅内出血　妊娠期糖尿病可引起全身血管病变,大中小动脉、毛细血管均可累及,增加早产风险。发生高胰岛素血症,促进糖原、脂肪、蛋白质合成,胎儿高血糖及高胰岛素血症使机体耗氧量增加,导致宫内缺氧,不得不终止妊娠而致早产。因胎儿过大,易发生难产和产伤,造成窒息和颅内出血。

4. 呼吸窘迫综合征　胰岛素拮抗肾上腺皮质激素,选择性剖宫产前列腺素产生减少。

5. 血液系统疾病　红细胞增多可使血流缓慢,氧气交换及转运减少,加重组织缺氧和酸中毒。同时易发生高胆红素血症。

6. 先天畸形　心脏缺损。

(五)多胎妊娠早产儿的临床特征

1. 多胎妊娠围生儿死亡率为10%~12%,双胎儿死亡率比单胎儿高4倍。

2. 多胎妊娠并发症明显高于单胎妊娠,如妊娠高血压疾病、胎膜早破、前置胎盘等。

3. 胎儿宫内发育迟缓,出生后表现为小于胎龄儿。

4. 容易出现低体温、低血糖、视网膜病变、RDS、呼吸暂停、肺出血、颅内出血、脑室周围白质软化等早产儿问题。

5. 窒息　后出生者窒息发生率高。

6. 感染问题　多胎妊娠宫内压增高,发生胎膜早破;早产儿侵袭性操作多。

7. 双胎输血综合征　双绒毛膜囊单绒毛膜单卵双胎(占单卵双胎的68%)时,一胎儿血液通过胎盘吻合血管输给另一胎儿;双胎儿血红蛋白相差超过50g/L,体重相差≥20%,供血者生长受限,肾灌注不足,羊水过少,营养不良,贫血,休克,死胎。受血者血容量增多、动脉压增高,可发生红细胞增多症、胎儿水肿、心力衰竭、血栓形成、呼吸暂停。

8. 发育畸形　单卵双胎儿多见。

五、早产儿的管理

(一)早产儿管理的内容

1. 保暖　早产、低出生体重儿保暖设备主要是暖箱。中性温度的选择,根据小婴儿日龄和体重不同时最低耗氧量且能维持正常体温所需的环境温度,低于或高于2℃都会影响婴儿的代谢和体温。见表1-2、表1-3。

表1-2 不同出生体重早产儿中性温度(暖箱)

出生体重(kg)	暖箱温度(℃)			
	35	34	33	32
1.0~1.5	初生10d	10d~3周	3周~5周	5周
1.5~2.0	—	初生10d	10d~4周	4周
2.0以上	—	初生2d	2d~3周	3周

暖箱湿度一般为60%~80%,胎龄和出生体重越低相对湿度越高。

表1-3 超级低出生体重早产儿暖箱温度和湿度

日龄(d)	温度(℃)	湿度(%)
1~10	35	100
11~20	34	90
21~30	33	80
31~40	32	70

2.监测生命体征

(1)皮肤颜色:观察是否红润,经皮测血氧饱和度是否正常,如果青紫,氧饱和度<90%应吸氧,同时监测,避免高浓度吸氧。如果氧气浓度>40%,仍不能维持,除外青紫型先天性心脏病,或同时伴有呼吸困难,频发性呼吸暂停,应立即应用呼吸机治疗。

(2)自主呼吸:观察呼吸是否规律,有无呼吸困难,对于<32周早产儿可应用PS预防RDS的发生,对于出现青紫、呻吟、呼吸困难的早产儿应立即应用PS和呼吸机治疗。

(3)循环:监测心率和血压的变化。

3.其他

(1)及时开放静脉通道。

(2)监测血糖血气变化。

(3)保持适宜的环境温度,保持舒适体位,减少噪声、光线、疼痛等刺激。

(二)早产儿管理的原则

早产儿管理的原则如下:①遵循全面、有序的原则。②重视并发症的处理。③结合病因,有针对性进行管理。④不要忽视晚期早产儿。⑤要重视早期早产儿的随访。

六、近足月儿问题

近足月儿,又称晚期早产儿,即34~36周早产儿。近足月儿介于早产和足月之间,往往被认为与足月新生儿无差异而忽视对其监护。这些婴儿虽然孕周较大、各脏器功能较<34周的早产儿相对成熟,但近足月儿在生后最初的12h内,出现低血糖和低体温的危险性较高。与足月儿比,近足月儿肺内液体清除较慢,肺表面活性物质较少;近足月儿发生猝死综合征的

危险是足月儿的2倍;近足月儿消化道蠕动较慢,括约肌控制力发育不全,导致吸吮及吞咽能力不能很好地协调发展;近足月儿生理性黄疸持续时间更长。复旦大学附属儿科医院研究提示近足月儿与足月儿在一般情况如孕期并发症率、分娩方式、羊水异常率、性别构成比、出生体重和新生儿重度窒息率及轻度窒息率和Apgar评分均没有差异,但是近足月儿更易出现呼吸困难、体温不稳定、低血糖、黄疸及呼吸暂停等临床表现,导致住院时间延长,有47.7%的近足月儿发生呼吸困难,原因有吸入性肺炎、湿肺和RDS,这些疾病的发生率明显高于足月儿。脑发育在胎龄35周时,脑重只有足月儿的60%,在孕期最后四周神经轴突、少突胶质细胞、星型胶质细胞、小胶质细胞急剧增加。有研究发现,19%～20%近足月儿在8岁时有明显的行为问题。由于近足月儿的特殊性,而剖宫产又使这些患儿大量产生,由此而产生的一系列临床问题值得关注和思考。

(一)常见问题

1.体温不稳定及早期低血糖　近足月儿在出生后头12h易出现体温不稳定及低血糖,可能会加重呼吸困难。

2.心肺系统　由于肺内液体清除不足,表面活性物质的缺乏,易出现RDS。然而需要较严格的标准来鉴别RDS和肺炎。

研究显示,近足月儿发生婴儿猝死综合征的危险度是足月儿的2倍。

3.消化系统　胎儿消化道的发育持续于整个孕期。近足月儿可较快地适应对多糖、蛋白质、脂类的吸收、消化。但是,整个消化道的发育与足月儿相比仍不成熟,在出生后前几周易引起吸吮与吞咽功能不协调,延迟成功的母乳喂养,体重不升、脱水等。

4.脑发育　近足月儿与足月儿相比脑发育明显不成熟,在胎龄35周时,脑重只有足月儿的60%且脑表面积显著减少。在孕期最后4周神经轴突、少突胶质细胞、星型胶质细胞、小胶质细胞急剧增加。

5.高胆红素血症　近足月儿发生高胆红素血症明显高于足月儿且持续时间长,故其发生胆红素引起的脑损伤的危险性升高。

6.药理学及药物治疗　现在几乎没有34～40周胎龄儿关于药物清除率的逐周成熟度的研究。如果对近足月儿的用药是基于足月儿的资料,则会由于药物剂量与肝肾发育不成熟而对药物清除不足不适应。

7.住院管理　尽管美国儿科学会推荐38～42周单胎儿可早期出院,但是许多近足月儿出院也较早,通常在生后24h内。但是在此期间近足月儿仍有许多问题需要解决,如黄疸、喂养困难等。

8.长期预后　目前关于近足月儿长期神经发育状态的研究很少,因此,我们尚不知道近足月儿神经功能障碍的确切发生率。有一个869名低出生体重儿的研究发现,19%～20%近足月儿在8岁时有明显的行为问题。

(二)近足月儿家长应知道的问题

1.喂养　近足月儿喂奶的速度要慢些,其配方奶应有别于足月儿。一旦出现拒乳甚至奶量减少都应与医院联系。有一些近足月儿会有母乳喂养困难的问题,应及时向医护人员寻求帮助。

2. 睡眠　近足月儿睡眠时间相对较长,可能在需要喂养时仍处于睡眠状态,应间隔3～4h唤醒喂奶。

3. 呼吸　近足月儿有较高的发生呼吸困难的危险性,如果婴儿有呼吸问题的倾向,应与医院联系。

4. 体温　近足月儿由于皮下脂肪较少,其调节体温的能力不如足月儿,易出现体温不稳定。所以室温应该暖和以保证婴儿的正常体温。应比成人多穿一层衣服。

5. 黄疸和感染　近足月儿更易出现黄疸,高胆红素血如果诊断处理不及时可能导致脑损伤。

故出院前应对黄疸进行筛查,出院后24～48h或者任何时候出现皮肤黄染,或喂养困难。都应与医院联系。

近足月儿免疫系统不成熟,易发生感染,一旦出现感染相关的症状,如发热、喂养困难,应及时就诊。

第三节　新生儿高胆红素血症

一、概述

新生儿高胆红素血症,即新生儿黄疸,是由于血清胆红素浓度升高导致肉眼可见的皮肤和巩膜的黄染。多数成人当血清总胆红素浓度超过34μmol/L时即可发现黄疸;而新生儿由于毛细血管丰富,血清总胆红素浓度超过86～119μmol/L才出现黄疸。

由于新生儿胆红素代谢的特点,新生儿黄疸的发生率很高,可见于60%～70%的足月新生儿,早产儿的发生率可能超过80%,早产儿的血清总胆红素升高往往更加明显,持续时间也更长,因此比足月儿更易发生神经系统的损伤。

1. 胆红素的来源

(1)红细胞血红蛋白:是主要的含血红素的蛋白质。75%的胆红素来源于衰老红细胞在网状内皮系统释放的血红蛋白。1g血红蛋白产生34g胆红素。

(2)早期标记(旁路)胆红素:其余25%的胆红素来源于早期标记胆红素。早期标记胆红素是由骨髓无效造血释放的血红蛋白、其他组织所含血红素和游离血红素降解形成。

2. 胆红素代谢

(1)转运:胆红素无极性、不溶于水,结合血清白蛋白后被转运到肝细胞。结合胆红素一般不进入中枢神经系统,是无毒性的。

(2)吸收:非极性、脂溶性的胆红素(与白蛋白分离)通过肝细胞浆膜,主要结合胞浆配体(γ蛋白),转运至平滑网状内皮系统。

(3)结合:未结合胆红素(间接胆红素)在网状内皮系统尿苷二磷酸葡萄醛酸转移酶(UD-PG-T)作用下转化为水溶性胆红素(直接胆红素)。

(4)排泄:直接胆红素由胆道进入胃肠道(GI),通过含有大量胆红素的粪便排出体外。正常情况下直接胆红素不会有粪便中重吸收,除非经肠道β-葡萄醛酸酶作用转化为间接胆红素。胆红素肠道重吸收、转运到肝细胞再次结合称为"肠肝循环"。

3.新生儿胆红素代谢特点

(1)胆红素生成过多:新生儿每日生成的胆红素明显高于成人(新生儿8.8mg/kg,成人3.8mg/kg),其原因是胎儿血氧分压低,红细胞数量代偿性增加,出生后呼吸建立,血氧分压升高,过多的红细胞被破坏;新生儿红细胞寿命短为70~90d(成人为120d),血红蛋白的分解速度是成人的2倍;肝脏和其他组织中的血红素及骨髓红细胞前体较多。

(2)血浆白蛋白联结胆红素的能力不足:单核吞噬细胞系统的胆红素进入血循环,与白蛋白联结后,运送到肝脏进行代谢。刚娩出的新生儿常有不同程度的酸中毒,可减少胆红素与白蛋白联结;早产儿胎龄越小,白蛋白含量越低,其联结胆红素的量也越少。

(3)肝细胞处理胆红素能力差:新生儿出生时肝细胞内γ蛋白含量极微(出生后5~10d达正常),UDPGT含量也低(生后1周接近正常)且活性差(仅为正常的0~30%),因此,生成结合胆红素的量较少;出生时肝细胞将结合胆红素排泄到肠道的能力暂时低下,早产儿更为明显,可出现暂时性肝内胆汁淤积。

(4)肠肝循环的特殊性:新生儿出生时,因肠腔内具有β-葡萄糖醛酸苷酶,可将结合胆红素转变成未结合胆红素,加之肠道内缺乏细菌,导致未结合胆红素的产生和重吸收增加。此外,胎粪含胆红素80~180mg,若排泄延迟,可使胆红素重吸收增加。

当饥饿、缺氧、脱水、酸中毒。头颅血肿或颅内出血时,更易出现黄疸或使原有黄疸加重。

二、新生儿高胆红素血症的分类与病因

1.新生儿高未结合胆红素血症

(1)生理性黄疸:主要由新生儿胆红素代谢的特点所造成。

(2)母乳性黄疸:分为母乳性黄疸(由于乳汁本身导致黄疸)与母乳喂养性黄疸(由于能量摄入不足引起的黄疸)。

①母乳性黄疸:一般晚期出现。在出生后1周,胆红素不是通常的下降,而是持续的上升,到14d可达342~513μmol/L。如果继续母乳喂养,胆红素水平会持续上升,在2周后逐渐下降,4~12周恢复至正常。如果停止母乳喂养,胆红素水平会在48h内迅速下降。如果恢复母乳喂养,胆红素会升高34~68μmol/L,但不会升高到以前的水平。这种婴儿体重增长良好,肝功能正常,没有溶血证据。真正母乳性黄疸的病因不明,可能与母乳中某种物质干扰了胆红素的代谢有关。

②母乳喂养性黄疸:母乳喂养性黄疸儿在出生后3d后胆红素水平高于配方奶喂养儿,在临床上胆红素水平差别不显著。母乳喂养性黄疸主要是由于能量摄入不足致肠肝循环增加。

(3)新生儿溶血病:是导致新生儿高未结合胆红素血症最常见的病理性原因。包括Rh血型不合、ABO血型不合和稀有血型不合引起的溶血。

(4)红细胞酶缺乏症:在新生儿早期发生自发性溶血而导致高胆红素血症,这种溶血可持续终身。如葡萄糖-6-磷酸脱氢酶(G-6-P-D)缺乏症、丙酮酸激酶缺乏症等。

(5)红细胞膜缺陷:包括遗传性球形红细胞增多症、遗传性椭圆形红细胞增多症等。

(6)血管外溶血:严重挤压伤、头颅血肿、消化道出血、颅内出血等。

(7)红细胞增多症:常见于脐带结扎延迟、唐氏综合征、糖尿病母亲的婴儿。
(8)先天性甲状腺功能减退症。
(9)先天性葡萄糖醛酸转移酶缺乏症。
(10)母亲疾病:如妊娠高血压综合征、糖尿病等。
(11)药物:母亲使用催产素、地西泮、异丙嗪等;新生儿用水合氯醛、吲哚美辛、噻嗪类利尿剂等。

2.新生儿高结合胆红素血症
(1)肝外胆管疾病:胆管闭锁、胆总管囊肿、胆管狭窄等。
(2)肝内胆管疾病:肝内胆管缺如、进行性肝内胆汁淤积、胆汁黏稠综合征。
(3)遗传性代谢缺陷:半乳糖血症、肝脑肾综合征。
(4)感染:宫内病毒感染、败血症。
(5)特发性新生儿肝炎。
(6)全静脉营养所致的胆汁淤积。
(7)染色体病:17三体综合征、18三体综合征、唐氏三体综合征。

三、新生儿高胆红素血症的诊断与鉴别诊断

1.诊断要点　新生儿黄疸的诊断是比较复杂的。应根据病史、体格检查、实验室检查等方面的资料进行全面分析。

2.病史　要仔细询问病史,母亲妊娠史,胎次,有无流产、死胎和输血史,临产前有无感染和羊膜早破,分娩过程、用药史,同胞兄姐中有无同样患病史,有无接触过萘、樟脑丸,家族中有无患同样疾病和畸形史,有无感染史。对婴儿要注意喂养方式、食欲、呕吐、尿和粪便颜色等消化道症状,对黄疸出现的时间应追问清楚。

(1)出生后24h内出现的黄疸,应考虑新生儿母婴血型不合引起的溶血,其次为宫内感染、隐匿性出血或败血症。

(2)黄疸出现在第2～3天,多为生理性的,如黄疸重、持续时间长,应考虑病理性的,如Lucey Driscoll综合征、C-N综合征和早发型母乳喂养性黄疸。在我国广东、广西地区要警惕G-6-P-D缺陷的发病。

(3)出现于3d之后和1周之内的黄疸,应当考虑细菌性败血症或尿路感染,也可是其他感染如梅毒、弓形虫、巨细胞病毒或肠道病毒感染。继发于头颅血肿、胎粪延迟排出、红细胞增多症所致的黄疸,以生后第4～5天较为明显。

(4)出生1周以后开始的黄疸,提示母乳性黄疸、败血症、先天性溶血性贫血急性发作(球形红细胞增多症、丙酮酸激酶缺陷)或药物诱发的溶血(如G-6-P-D缺陷)。

(5)出生1个月不退的黄疸,未结合胆红素升高者仍要考虑母乳性黄疸、甲状腺功能低下和幽门狭窄所致的生理性黄疸的延长、遗传性非溶血性高胆红素血症。结合胆红素升高可继发于新生儿溶血性疾病或静脉营养之后的胆汁淤积、宫内病毒感染或先天性胆道闭锁。

(6)母乳喂养史。

3.体格检查　指压皮肤,观察皮色、皮下组织颜色。黄疸发展方向由头至尾,黄疸水平最

高时,膝关节以下及手掌出现黄疸(表1-4)。注意是否有贫血,皮肤有无出血点,肝脾是否肿大;有无神经系统症状体征。但是,肉眼看到的不能可靠地反映血清胆红素水平。

表1-4 皮肤黄疸分布与血清总胆红素

黄疸分布部位	血清总胆红素估计值(μmol)
头颈部	103
躯干上半部	154
躯干下半部及大腿	205
上肢及膝关节以下	257
手足心	>257

4. 实验室检查

(1)孕妇血型、Rh表型及孕期血中抗体检测。

(2)血常规和网织红细胞计数,周围血涂片红细胞形态,了解Coombs试验阴性婴儿溶血的原因(如球形红细胞病)。

(3)婴儿血型,Rh表型,直接Coombs试验,检查同种免疫性溶血。

(4)红细胞比容:检查是否有红细胞增多症或隐性失血。

(5)婴儿红细胞抗体(如果直接Coombs试验阳性)。

(6)肝功能:转氨酶、血清胆红素检测。

(7)黄疸时间延长:应进行肝病、先天性感染、败血症、代谢缺陷、甲状腺功能减退症的试验。

(8)影像学检查:肝胆B超、头颅CT、MRI胆管成像等。

(9)病理检查:经皮肝穿活检,腹腔镜检查,剖腹探查,尤其疑为胆道闭锁者。

5. 鉴别诊断 如为非生理性黄疸应从黄疸出现的时间、临床表现、实验室检查等方面加以鉴别。

(1)新生儿溶血症:出生后24h内出现黄疸者,或黄疸程度超过生理性黄疸者,有明显贫血、黄疸、肝脾大、水肿、心力衰竭等表现,重者可出现核黄疸症状。实验室检查可有未结合胆红素升高。抗红细胞抗体及母婴血型的检查有助诊断。

(2)新生儿败血症:常伴有感染中毒症状,并可能找到感染病灶。血培养有助于病原菌的确定。

(3)新生儿肝炎:有食欲缺乏、恶心、呕吐等消化道症状,病前大便正常,经综合治疗后多能痊愈。实验室检查结合胆红素及未结合胆红素均升高。

(4)先天性胆道畸形:生后不久即排白色大便,肝大明显,常超过肋下4cm,且质地较硬,经综合治疗后继续加重,若黄疸有轻重变异应考虑胆汁淤积综合征,先天性胆道闭锁时结合胆红素升高,^{131}I玫瑰红排泄试验可鉴别新生儿肝炎及胆道畸形。

(5)其他原因所致的皮肤黏膜黄染:长期服用某些黄色药物可使皮肤黄染,严重者巩膜黄染,但以角膜缘周围最明显,离角膜越远,黄染越轻;过多食用胡萝卜、南瓜、桔子汁等可使胡萝卜素含量增高,可使皮肤黄染,但新生儿期罕见,发黄部位多在手掌及足底皮肤,黏膜黄染不明显,血清胆红素无升高。

(6)胆红素脑病的鉴别诊断:①新生儿缺氧缺血性脑病:有窒息史,生后即出现明显神经精神症状,症状轻重不等,严重者惊厥、昏迷,病情于生后3d左右达高峰,头颅CT或B超可见脑水肿和(或)脑出血。②新生儿颅内出血:有围生期脑损伤史,多发生于生后3d以内,多伴有惊厥,头颅B超或CT可以确诊。③新生儿感染(中枢神经系统感染、败血症):如发生在宫内或产时,新生儿生后1周内可表现为反应低下、拒乳、肌张力增高、惊厥等,并常伴有黄疸。鉴别要点为感染患儿可有发热或体温降低,末梢循环欠佳,血白细胞增多或减少,杆状核增高,C反应蛋白明显增高,血培养阳性及脑脊液检查为感染性表现。

四、新生儿高胆红素血症的治疗与预防

首先重视病因治疗,其次是对症治疗,降低血中未结合胆红素浓度,防止胆红素脑病的发生。

1. 病因治疗

(1)新生儿肝炎:保肝治疗为主,供给充分的热量及维生素。禁用对肝脏有毒性的药物。

(2)新生儿败血症:早用药、足疗程,一般10~14d,联合应用抗生素,静脉给药治疗,同时注意药物的副作用。

(3)先天性胆道闭锁:强调早期诊断,早期手术治疗。

(4)其他:注意防止低血糖、低体温,纠正缺氧、贫血、水肿和心力衰竭等。

2. 对症治疗 中华医学会儿科分会新生儿学组在广州全国新生儿黄疸会议上通过了推荐适合我国国情的新生儿黄疸干预方案(表1-5)。

表1-5 足月新生儿黄疸干预标准

生后时间(小时)	血清总胆红素水平 μmol/L			
	考虑光疗	光疗	光疗失败后换血	换血+光疗
≤24	≥103	≥154	≥205	≥257
25~48	≥154	≥205	≥291	≥342
49~72	≥205	≥257	≥342	≥428
>72	≥257	≥291	>376	≥428

以往认为早产儿胆红素>257μmol/L才诊断为病理性黄疸。现主要因早产儿发育不成熟及易产生各类疾病等高危因素,根据胎龄、日龄、体重及其他高危因素放宽干预指征。

(1)光疗

①光疗原理:光照疗法简称光疗,是降低血清未结合胆红素简单而有效的方法。光照疗法原理为未结合胆红素在光的作用下,转变成水溶性的异构体,经胆汁和尿液排出。波长425~475nm的蓝光和波长510~530nm的绿光效果较好,日光灯或太阳光也有一定疗效。新生儿裸体卧于光疗箱中,光照时除了遮盖双眼避免损伤视网膜外,男婴会阴部用小型尿布,其余

尽量暴露。

②光疗指征:a.胆红素水平升高至会对患儿造成危害时应开始光疗,但还未达到换血水平。b.在特殊情况下可进行预防性光疗,如极低出生体重儿、严重瘀血婴儿。对于溶血病婴儿,血清胆红素一旦升高,在等待换血时即应开始光疗。c.光疗禁忌证一般为肝病致高结合胆红素血症、梗阻性黄疸,因为此种情况下间接胆红素水平并不高,且光疗可导致"青铜症"。如果直接、间接胆红素均升高,换血可能较光疗更安全,因尚不知青铜物质是否有害。

③光疗副作用:a.光疗时不显性失水增加,尤其对于置于辐射台的婴儿,在足月儿可达40%,早产儿为80%～190%。严格控制温度的暖箱可降低此液体丢失,必须额外补充丢失的液体。b.血流重新分布。c.水样便、粪便中水分丢失增加也会发生。d.早产儿光疗时可能会出现低钙血症。e.光疗可能会造成视网膜损害、结膜充血、角膜溃疡等,因此光疗时应用眼罩遮蔽眼睛。f.黑种人婴儿皮肤会晒黑。g."青铜症"。

(2)换血

①换血指征:a.光疗失败,不能预防胆红素上升至毒性水平。b.纠正贫血,改善溶血病导致水肿患儿的充血性心力衰竭。c.清除抗体及致敏红细胞,终止继续溶血及胆红素生成。d.Rh致敏婴儿胆红素自然升高而未光疗,对溶血者通常有以下指征须立即换血:脐血中胆红素>80μmol/L,Hb<110g/L;光疗时胆红素上升>17μmol/(L·h)或根据其增长速度估计可达342μmol/L。其他方法(如光疗)充分控制胆红素时贫血仍在加重。重复换血时,指征同初次换血。所有婴儿在决定换血时应进行严密光疗。

②换血血液:a.换用新鲜(<7d)浓缩红细胞(PRBC)配置的照射后重组全血(HCT 45～50)及柠檬酸磷酸盐溶解新鲜冰冻血浆。b.Rh溶血是用Rh血型同母亲、ABO血型同患儿的血。c.ABO溶血是ABO血型不合用O型血细胞及AB型血浆重组血。主要是换出部分血中游离抗体和致敏红细胞,减轻溶血;换出血中大量胆红素,防止发生胆红素脑病;纠正贫血,改善携氧,防止心力衰竭。d.换血量以2倍患儿血量为宜,即"双倍输血",一般为400～600mL/次。

③换血并发症:a.低钙、低镁。b.低血糖。c.酸碱失衡。d.高钾血症。e.心血管系统疾病。f.出血。g.感染。h.溶血。i.移植物抗宿主病。j.混杂因素,低体温、高体温和坏死性小肠结肠炎。

(3)其他治疗方法

①静脉用免疫球蛋白:用法为1g/kg,于6～8h内静脉滴入,可阻断网状内皮系统Fc受体,抑制吞噬细胞破坏致敏红细胞,早期应用临床效果较好。

②供给白蛋白:白蛋白1g/kg或血浆每次10～20mL/kg,以增加其与未结合胆红素的联结,减少胆红素脑病的发生。

③肝酶诱导剂:常用苯巴比妥5mg/(kg·d),分2～3次口服,共4～5d,也可加用尼可刹米100mg/(kg·d),分2～3次口服,共4～5d,以提高苯巴比妥的疗效。

④纠正代谢性酸中毒:5%碳酸氢钠提高血pH值,以利于未结合胆红素与清蛋白的联结。

3.预防

(1)妊娠期及哺乳期母亲,应注意饮食、起居的保养,不滥用药物。

(2)孕母有黄疸史,有不明原因死胎、流产、新生儿黄疸史者,应及早检查,防止黄疸发生。

(3)保护新生儿皮肤、脐部、臀部清洁,避免损伤,防止感染。

(4)注意观察患儿皮肤色泽,黄疸出现时间、程度变化、大小便颜色及全身情况,以便早期诊治。

(5)新生儿生后尽早做到频繁有效地吸吮,促进胎便顺利排出,减少高胆红素血症发生。

(6)抚触新生儿背部,刺激背部皮神经,兴奋脊髓排便中枢,加快胎粪尽早排泄,降低血清胆红素水平,减少新生儿病理性黄疸的发生率以及核黄疸发生的危险性。

五、新生儿胆红素脑病

新生儿胆红素脑病是指在新生儿期非结合胆红素在基底节和脑干的神经元沉积所导致的神经系统损伤的一组综合征。胆红素水平增高可造成早期神经功能障碍,如果未能及时治疗,可能造成永久性神经损伤。胆红素脑病和核黄疸分别用于描述胆红素中枢神经系统毒性的临床表现和病理改变。

1.病因 高胆红素血症的严重程度、持续时间、白蛋白结合胆红素的能力、血脑屏障的完整性及神经元细胞损伤的易感性等因素,对于胆红素脑病的发生都是重要的。胎龄和体重越小,发生胆红素脑病的危险性越大。其他因素,如窒息、颅内出血、溶血可能与胆红素竞争白蛋白位点的药物,都会增加胆红素脑病的易感性。很难对所有的新生儿设定一个精准的安全胆红素水平,但胆红素脑病很少会发生在健康的、胆红素水平低于 $428\mu mol/L$ 的新生儿。胆红素脑病常常在生后1周发生,但也有可能延迟至2~3周。

2.临床表现

(1)警告期:活动减少、吸吮减弱、嗜睡、激惹、哭声改变等为先兆症状。一旦进入痉挛期,其预后往往不良。

(2)痉挛期:四肢强直、双手握拳、两腿伸直交叉及高声尖叫,可伴有角弓反张、抽搐,出现呼吸困难或暂停。发热与抽搐同时发生。此期症状持续加重可导致死亡;存活的患儿进入恢复期,以后可能留下严重的后遗症。一般出现在生后1周,持续2~3个月。

(3)恢复期:肌张力增高症状逐渐减轻,吃奶及对外界的反应逐渐恢复。

(4)后遗症期:第一年常表现为角弓反张、肌肉强直、不自主运动及反复发作的抽搐。第二年不规则、不自主运动及肌张力减弱。到3岁时,大部分神经系统症状已经十分明显了,包括舞蹈手足徐动症,锥体外系症状,抽搐,智力障碍,构音障碍,高频失聪,斜视,眼球上转困难。

3.治疗

(1)监测血清胆红素,全面评估患儿的临床状态,尽可能在神经可逆性损伤之前或早期进行积极干预治疗,包括光照疗法、药物疗法和换血疗法。

(2)对于出现急性胆红素脑病的患儿,在生命体征稳定48h后采用脑细胞代谢激活剂和改善脑血流的药物及高压氧治疗,及时阻断神经细胞凋亡,恢复神经细胞能量代谢,促使神经细胞的修复与再生。

(3)根据 NBNA 评分,进行有目的、有计划的外界刺激,可使一些损伤的神经所支配的肌肉更协调地运动,调节肌张力,促进正常姿势出现,抑制异常姿势的形成。

4. 胆红素脑病的磁共振影像诊断

(1)累及部位:基底神经节区,特别是苍白球区,其次为丘脑下核群、海马。

(2)急性胆红素脑病常见双侧苍白球区对称性 T_1WI 高信号,T_2WI 等信号或稍高信号。早产儿的表现与足月儿相似。

(3)慢性胆红素脑病主要表现为苍白球对称性 T_2WI 上高信号,T_1WI 上无明显变化。

六、新生儿高胆红素血症的诊疗进展

1. 解决过度诊断和过度治疗的问题:应依据胎龄、日龄、是否存在高危因素等制定个体化的启动治疗的标准。有研究表明,正常足月新生儿如果不存在高危因素,$342 \sim 428 \mu mol/L$ 是安全的。不应该将轻度认知、行为或运动障碍归于高胆红素血症。但其中一定要考虑胎龄、日龄和形成胆红素脑病的高危因素。

2. 解决延误诊断和治疗导致核黄疸的严重问题,早期识别胆红素脑病的危险因素:

(1)主要危险因素:出院前总胆红素值已经处于高危区;在生后 24h 内发现黄疸;血型不合伴直接抗球蛋白阳性、其他溶血病(如 G-6-P-D 缺陷)、呼气末一氧化碳浓度增高;胎龄 $35 \sim 36$ 周;其兄姐接受光疗;头颅血肿或明显瘀斑;单纯母乳喂养尤其有喂养不当体重丢失过多。

(2)次要危险因素:出院前总胆红素值处于高危中间区;胎龄 $37 \sim 38$ 周;出院前有黄疸;之前同胞有黄疸;糖尿病母亲所生的巨大儿;母亲年龄$\geqslant 25$ 岁;男性。

高危因素是指临床上常与重度高胆红素血症并存的因素。高危因素越多,重度高胆红素血症机会越大。

3. 脑干听觉诱发电位(BAER)可准确无创地评价外周和脑干听觉旁路的功能状态,有助于早期发现胆红素脑病并及时治疗。

4. 茵栀黄具有葡萄糖醛酸转移酶诱导剂的作用,可促使 UDPGT 酶活性增高,促进胆红素的转运。

5. 光疗的疗效与光谱辐照度相关。一般光疗时其光的辐照度为 $10\mu w/(cm^2 \cdot nm)$。2004 年美国儿科学会指南要求"强光疗"光谱幅照度要求 $30\mu w/(cm^2 \cdot nm)$。使用强光疗可以使部分新生儿不需要换血。在光疗设备没有标准化的情况下,每个医院要了解自己医院光疗的效果和影响光疗的因素,找出光疗治疗黄疸的本地规律。

6. 静脉注射免疫球蛋白可以减少新生儿溶血症的换血次数,缩短住院天数,缩短需要光疗天数。但研究发现,静脉注射丙球组需要输注浓缩红细胞例数增加,提示静脉用丙球似乎未能停止溶血。

7. 换血量的选择 单倍或双倍血量换血,2001 年推荐方案时使用两倍血量(180mL/kg)换血。1988 年 Amato 报告 ABO 溶血病新生儿使用单倍血量(90mL/kg)换血的效果与两倍血量换血并无统计学差别。

第一章 新生儿疾病

第四节 新生儿感染性疾病

一、新生儿败血症

(一)概述

新生儿败血症,是指新生儿期致病菌经各种途径侵入新生儿血循环,并在其中生长繁殖、产生毒素而造成全身性的感染。新生儿时期该病的发生率和病死率均较高。随着全身炎症反应综合征(SIRS)研究的深入,败血症的定义也在不断地扩大,包括内源性感染因子启动以后所引起的全身炎症与感染。在新生儿中尽管已有 SIRS 的报道,但败血症一般主要是指血液中有细菌存在并持续繁殖,通过血培养可获得阳性细菌结果的一种病理过程,在具有细菌—免疫学诊断方面的证据,而并未获得阳性血培养结果时也可做出诊断。

1.感染途径 新生儿败血症可发生在出生前、出生时和出生后。宫内主要是通过胎盘传播感染;分娩过程中由产道细菌感染引起;生后感染最常见,细菌可侵入皮肤、黏膜,如消化道、呼吸道、泌尿道,脐部是最易受感染的部位。新生儿产时有呼吸抑制而经过复苏干预、羊膜破水时间过长(>24h),母亲有产时感染或发热。

(1)宫内感染:母亲在孕期有感染(如败血症等)时,细菌可经胎盘血行感染胎儿。

(2)产时感染:产程延长、难产、胎膜早破时,细菌可由产道上行进入羊膜腔,胎儿可因吸入或吞下污染的羊水而患肺炎、胃肠炎、中耳炎等,进一步发展成为败血症。也可因消毒不严、助产不当、复苏损伤等使细菌直接从皮肤、黏膜破损处进入血中。

(3)产后感染:最常见,细菌可从皮肤、黏膜、呼吸道、消化道、泌尿道等途径侵入血循环,脐部是细菌最易侵入的门户。

2.临床特点 新生儿败血症的临床表现在早期以非特异性症状为主,包括精神不好、反应不佳、哭声减弱及奶量减少等。在疾病进展时的主要表现为体温改变、黄疸、肝脾肿大、激惹与四肢肌张力改变。由于新生儿败血症临床表现具有非特异性的性质,因此对新生儿在出现任何非特异疾病征象时,特别在有多系统受累征象或有心血管—呼吸系统的多种征象时,应考虑此病。

(二)实验室检查

一旦考虑败血症,应尽可能在全身抗生素应用前做实验室检查。

1.非特异性检查

(1)周围血象:新生儿周围血象的白细胞总数波动很大,白细胞总数可高可低,因此只有在明显增高($>20 \times 10^9$/L)并出现杆状核细胞($\geqslant 20\%$)时才具有诊断意义;而白细胞总数减少($<5 \times 10^9$/L)伴杆状核细胞增多则意义更大,有核左移和中毒颗粒。贫血和血小板计数减少($<50 \times 10^9$/L)也提示败血症的可能性。血小板计数$<100 \times 10^9$/L有意义。

(2)血沉:血沉加快。

(3)急性时相反应物:包括C—反应蛋白(CRP)定量法$>8\mu g/mL$时,有助于诊断,反映炎性反应的存在。触珠蛋白、α_1—酸性糖蛋白增高。

(4)血清降钙素原(PCT)测定:其出现常早于 CRP,较 CRP 及白细胞计数等临床常用指标更具有敏感性和特异性。其一般临界值为 PCT>2.0μg/L。

(5)微量血沉：≥5mm/h 常提示败血症。

2.病原菌检查

(1)血培养：血培养和病灶分泌物培养查到同一细菌，更具有临床意义。细菌培养应同时做药敏，以指导治疗。多部位采血与多次血培养有助于提高细菌培养的阳性率；应用特异性抗生素中和血培养瓶贮血增敏，也能有效提高阳性率。

(2)涂片及其他部位细菌培养：①直接涂片找细菌。出生后感染可取脐分泌物等直接涂片找到细菌。如疑有宫内感染，于出生后 1h 内取外耳道内液体或胃液做涂片找细菌，若阳性表示宫内羊水被污染，但小婴儿不一定发病。②尿液以及脑脊液细菌培养。可用耻骨联合上穿刺法取尿液做细菌培养，以及取脑脊液做细菌培养，如细菌培养结果与血培养结果一致，对诊断更具可靠性。

(3)血棕黄层涂片：细菌被中性粒细胞吞噬后，可在涂片染色后检出。

3.其他血清学诊断

(1)检测细菌学的特异抗体：用对流免疫电泳和乳胶凝集试验，检测细菌学的特异抗体，包括特殊细菌的单克隆抗体对细菌抗原的检测。

(2)早期诊断指标：最近国内外已有人研究提出细胞间黏附分子-1增高，纤维结合蛋白(Fn)下降，NO 水平及血清肿瘤坏死因子(TNF)的增高均可作为其早期诊断的指标。

(三)其他辅助检查

1.X 射线检查　胸部 X 射线检查在有呼吸系统症状的患儿均应进行，主要表现为肺部浸润性改变、胸腔积液、肠壁囊样积气症以及腹腔游离气体。

2.头颅 B 超和 CT 的检查　可以帮助诊断脑室管膜炎、脑脓肿等诊断。

3.放射性核素脑扫描　对多发性脑脓肿有价值。

4.磁共振成像　对多房性及多发性小脓肿价值较大。

(四)药物治疗

1.一般治疗　卧床休息，加强营养，补充适量维生素。维持水、电解质及酸碱平衡。高热时可给予物理降温。

2.抗生素疗法　一般采用静脉内用药。

(1)一线用药：主要针对感染原和感染途径比较明确的一般感染病例。可选用青霉素类与第一、二代头孢菌素。

(2)二线药物：主要针对一些感染途径、发病期或感染原不明确以及严重感染的病例。应用青霉素合并第三代头孢菌素(如头孢噻肟、头孢曲松等)。青霉素为 40 万~60 万 U/(kg·d)，每 8h 应用 1 次。头孢噻肟、头孢曲松(头孢三嗪)为 80~100mg/(kg·d)，每 12h 应用 1 次。头孢曲松(头孢三嗪)对早产儿及<2 周的足月高胆红素患儿不适宜。如为院内感染菌株或多重耐药的菌株则可应用第三代头孢菌素、碳青霉烯类合并糖肽类[如万古霉素 20~30mg/(kg·d)，分 2 次静脉滴注]。

3.血浆置换　用于严重感染的病例。新鲜血浆一方面可置换出细菌毒素和炎性介质，另一方面可补充凝血因子，防止弥散性血管内凝血。可用新鲜冰冻血浆 20~30mL/kg，分 2~3次置换，或 10mL/(kg·d)输入。

4. **免疫支持** 应用大剂量静脉用人血丙种球蛋白400mg/(kg·d),连续用4～5d。

5. **其他治疗** 包括适量的经口与经静脉营养疗法;水、电解质的合理补充;各种维生素与微量元素的补充;防治休克与弥散性血管内凝血。

二、病毒感染

(一)概述

TORCH是可导致先天性宫内感染及围生期感染而引起围生儿畸形的一组病原微生物的英文名称缩写,其中:T是弓形虫,R是风疹病毒,C是巨细胞,H即是单纯疱疹Ⅰ/Ⅱ型。这组微生物感染有着共同的特征,即可造成母婴感染。孕妇由于内分泌改变和免疫力下降易发生原发感染,既往感染的孕妇体内潜在的病毒也容易被激活而发生复发感染。孕妇发生病毒血症时,病毒可通过胎盘或产道传播感染胎儿,引起早产、流产、死胎或畸胎等,以及引起新生儿多个系统、多个器官的损害,造成不同程度的智力障碍等症状。

1. **感染方式**

(1)宫内感染:可发生于妊娠的任何阶段。孕母病毒血症阶段可经母血透过胎盘屏障感染胎儿;孕母体内的病毒可引起胎盘绒毛膜炎,后经胎盘血液、淋巴循环或污染羊水而引起胎儿感染;孕期病毒可经阴道上行引起羊水污染,从而感染胎儿。

(2)分娩时感染:经阴道分娩时接触、吸入或吞咽母亲带有病毒的产道分泌物或血液而感染。

(3)出生后感染:这与新生儿出生后接触含有病毒的食物、医疗器械、衣服、包被等或接触带有病毒的母亲及护理人员有关。其中最重要的感染途径是与带病毒的母亲的亲密接触。

2. **临床特点** 不同病毒感染的新生儿既有相似的表现,又有各自不同的特征。同一病毒在不同时间感染胎儿或新生儿,其表现及严重程度也各不相同。大多数病毒宫内感染尤其是早期感染的共同特征是流产、死胎、死产;先天畸形多与胎儿早期感染有关;胎儿期宫内感染的常见表现是宫内发育迟缓;另外还有急性期病毒感染的表现;不同病毒所致的器官受损的症状也各有其特征。

(二)诊断

1. **病史** 孕母过去有死胎、流产、死产史者;孕期有病毒感染史者;新生儿接触病毒携带者;母孕期、新生儿出生后输血史;新生儿出生后反应差、哭声低、喂养困难、体重不增;新生儿肝脾大,结合和未结合胆红素增高的病理性黄疸等,凡有以上病史者均应考虑新生儿病毒感染的可能性。

2. **实验室检查**

(1)病毒分离:①传统的试管培养法,该方法特异性高,被称为金标准,但需要时间较长,且要求必须是活的病毒,其阳性率和敏感性均较低。②微量培养法,标本接种于盖玻片上的人成纤维细胞,用抗早期抗原Ag的单克隆抗体以免疫荧光方法检测。③定量培养法,固定量的白细胞接种于盖玻片中的培养细胞,计数阳性细胞数,阳性细胞数多说明病毒负荷大。

(2)病毒DNA检测:采用DNA杂交技术,具有快速、特异性强、敏感度高的特点。

(3)病毒mRNA检测:阳性说明有病毒的复制,可于临床症状出现前显示阳性,利于近期活动性感染的确定,但操作复杂,难度较大。

(4)血清中病毒抗体检测:IgG可透过胎盘,只有恢复期血清抗体效价升高4倍以上,才具有诊断意义;IgM、IgA抗体,若从患儿血清中检测出,可诊断近期患儿感染,若脐血或出生1周内检出则为先天感染。

(5)病毒抗原检测:可采用多种免疫学方法检测体液或分泌物中的可溶性抗原,一般来说,检测出病毒抗原即可诊断。

(6)FQ－PCR技术:是近几年发展起来的新技术,具有高敏感性、高特异性、高精确性的特点,克服了传统PCR技术存在的假阳性污染和不能准确定量的特点。

诊断标准:母亲血、尿及乳汁中病毒IgM、DNA至少1项为阳性;生后14d内血清病毒IgM抗体阳性、血清及尿液DNA＞1.0×10^3拷贝/mL,其他TORCH PCR病毒学检查为阴性。

(三)治疗

目前尚无疗效肯定的治疗,仍以对症治疗、保护受损器官系统功能,帮助其恢复为主。一些抗病毒药物及免疫功能调节药物仍在探索中。对于明确诊断的患儿给予保肝、退黄、抗生素、支持治疗。

1. 巨细胞病毒感染无特别治疗法　目前多采用更昔洛韦治疗,各家报道说法不一,大致是更昔洛韦5～10mg/kg,每12h 1次,持续2～3周停止治疗或是继续维持治疗5mg/kg,每天1次,连续1～3个月不等。另外根据每个患儿的具体情况给予相应治疗,如保肝、祛黄、营养神经、防治并发感染,营养支持,应用白蛋白、丙种球蛋白治疗。

2. HSV、EBV的治疗　更昔洛韦10mg/kg,每12h 1次,静脉滴注连用12～20d,干扰素每次10mg/kg,每天肌内注射1次,连用7d。无环鸟苷20～30mg/(kg·d),分3次静脉注射或阿糖胞苷30rag/(kg·d),每天持续12h静滴治疗HSV,可降低死亡率和后遗症的发生率。

3. 弓形虫的治疗　乙酰螺旋霉素50～100mg/(kg·d),分2～3次口服,3周后加红霉素30mg/(kg·d),每天1次,2个月为1个疗程。

4. 乳铁蛋白　是一种天然的铁结合白蛋白,在人和动物体内分布广泛。现已证明其有广谱抗病毒作用。主要通过与铁的结合作用,调节病毒等病原体引起的炎症反应,加强宿主对病毒的清除,减轻病毒性疾病引起的自身免疫损伤。以及直接与细胞或病毒上的受体结合达到抗病毒的目的。但是,目前其对病毒感染的保护作用主要见于体外实验研究,临床应用研究较少。但其有望成为新一代抗病毒制剂。

5. 病毒感染的治疗　目前也有人根据其病因及临床表现采用中医药辨证治疗。

6. 其他感染　由于对多器官及系统有损害且易并发感染,所以对每个患儿的治疗要因人而异、对症治疗,抗感染的同时亦要加强支持及保护治疗。

三、早产儿真菌感染

(一)概述

近年来,新生儿真菌感染逐渐增多,主要与新生儿尤其是早产儿、极低出生体重儿免疫功能低下有关。此外,长期应用广谱抗生素和肾上腺皮质激素、气管插管、静脉留置导管亦是诱发真菌感染的重要原因。另外,新生儿真菌感染临床表现缺乏特异性,易延误诊断及治疗。严重的、播散性的真菌感染可致严重病情甚至死亡。其感染部位主要在皮肤黏膜,且易累及胃肠道、肺和脑膜等深部组织。早产低出生体重儿真菌感染的发生率约为5%。念珠菌属种为最常见的致病菌。其他如毛霉菌病、曲菌病等较少见。早产婴儿念珠菌属种可通过胃肠壁而进入血流,这种病例的死亡率很高。早产儿真菌感染的类型及其临床表现如下所示。

1. 浅表真菌感染　可表现为鹅口疮、臀红、阴道炎甚至局部冷脓肿等。鹅口疮多发生于腔唇、舌和颊黏膜,牙龈及咽喉部也可累及,局部黏膜呈潮红斑片,表面覆以大小不等的乳白色块状物,不易剥离,若强行剥离后有浅表出血。病变若蔓延至咽喉部,患儿可出现声音嘶哑、吞咽困难、呛咳,甚至呼吸困难、发绀等;红臀亦称皮肤真菌病,局部皮肤发红、糜烂,边界清晰,伴脱屑,病损周围皮肤可见细小水疱及脓疱,融合后又形成新的皮损。

2. 真菌性败血症　临床表现为低体温,喂养不耐受,发绀,氧饱和度下降,皮肤苍白,少动,嗜睡,黄疸,肝脾肿大,频发呼吸暂停,心律失常或原发病加重等;也可表现为体温升高,如白假丝酵母菌、热带假丝酵母菌可致患儿突然发热,体温38.2～39.5℃,平均持续4～7d。

3. 深部真菌感染　较少见,起病不典型,病情进展快。真菌性脑膜炎、脑脓肿表现为非特异性的吃奶差,脑性尖叫,嗜睡,肢体痉挛或惊厥,严重时出现角弓反张。

(二) 诊断

早产儿真菌感染后临床症状不典型,血培养阳性率低,确诊需要的时间长,其诊断主要依靠临床特征和实验室检查,深部真菌感染确诊的金标准是镜检发现菌株或血培养阳性。实验室检查可能有:血常规示白细胞减少<5000;CRP增高;血小板减少;胸部X射线可表现为肺门模糊、斑片状影或胸片出现新的感染或加重。另外,若患儿发病初期多有明显的感染中毒症状,早产儿、超低、极低出生体重儿在原有疾病好转稳定后又突然出现病情加重,不能用原有疾病解释或原有疾病久治无好转也需要考虑真菌感染。

近年来,本病的基因诊断也有研究。应用PCR技术通过体外扩增编码白色念珠菌细胞色素P450 L1A1基因片段,于数小时内检测出含有此菌的临床标本,具有快速、特异性强、敏感性高等优点。

(三) 治疗

早产儿真菌感染治疗以去除诱因、经验性预防用药为主,一旦确诊应及时抗真菌治疗及对症支持治疗。有学者认为全身性真菌感染的确诊并不容易,通常在生后3周左右。因此应根据临床特征提倡早期治疗。早产儿抗真菌药物一般分为5类。抗生素类:如两性霉素B、两性霉素B脂质体;唑类:如酮康唑、氟康唑;丙烯类:如特比萘芬;嘧啶类抗真菌药:5-氟胞嘧啶;棘白素类:如卡泊芬净、米卡芬净等。

1. 浅表真菌感染　有临床症状的浅部真菌感染,可给予预防量氟康唑3mg/kg,每天1次或隔天1次,疗程1～2周。同时须积极处理感染灶。新生儿臀红可用吹干加外涂咪康唑局部治疗,疗程1～3周,可取得较好疗效。早产儿鹅口疮须用2%～4%碳酸氢钠液涂洗口腔,制霉菌素甘油外涂,3～5d可好转。对于毛霉菌性蜂窝织炎,应先行清创术,然后用5%两性霉素B溶液2mL/次,每天2次冲洗。早产儿真菌性眼内炎,必要时须体局部切割加眼内注射抗真菌药。至于真菌性眼内炎的手术时机及注射药物选择有待深入探究。总之,浅表真菌感染主要针对局部感染灶处理，防止感染进一步扩大。

2. 深部真菌感染　目前用于深部真菌感染的药物主要有两性霉素B脂质体、氟康唑、5-胞嘧啶、卡泊芬净、米卡芬净。

(1)一般情况下两性霉素B是深部真菌感染的首选药，属广谱抗菌药。但因两性霉素B肝肾毒性明显，加之早产儿肝肾功能发育不完善，故不能作为早产儿首选药。目前国外临床上多采用两性霉素B脂质体。两性霉素B脂质体即是双层脂质体内含有两性霉素B，在人体内可集中作用于感染灶，毒副作用比两性霉素B小70倍。使用剂量上，美国感染病学会2009年颁布的念珠菌处理临床指南推荐新生儿念珠菌病使用两性霉素B脂质体3～5mg/(kg·d)，疗程3周；对于出生体重<1000g患儿，建议预防应用氟康唑。国内使用两性霉素B报道不多，有建议从0.5mL/(kg·d)静滴开始，每天或隔天增加0.5mg/kg，每周检测血β-(1,3)-D-葡聚糖含量及肾功能、血常规，根据实际情况增到2～4mg/(kg·d)，疗程为4～6周。

(2)5-氟胞嘧啶主要是渗入真菌细胞内，替代尿嘧啶合成RNA或抑制胸腺嘧啶核苷合成酶，最终阻断DNA的合成。该药易产生耐药性，所以常两性霉素B脂质体与5-氟胞嘧啶联用，以加速真菌灶清除。推荐剂量为每次12.5～37.5mg/kg，每6h口服1次。

(3)氟康唑是三唑类广谱抗菌药物，主要是抑制真菌细胞膜麦角固醇合成。此药在早产儿体内半衰期长达30～180h，易透过血脑屏障，故用药间隔时间必要延长。用量上尚无统一的标准，若为确诊的深部真菌感染或全身感染，一般先给负荷剂量，首剂12～25mg/kg，后每次6～12mg/kg，口服或静脉滴注，静脉滴注时间适当延长。早产儿胎龄30～36周，出生后<14d，隔日用药；>14d，每日1次。胎龄<29周，出生后<14d，隔日用药1次；>14d，每日1次。至临床症状消失且血培养1～2次阴性停药，总疗程13～33d。

(4)米卡芬净和卡泊芬净主要针对不耐受氟康唑及两性霉素B的患儿，用于治疗中枢神经系统真菌感染。由于氟康唑及两性霉素B在有效血药浓度及药物毒副反应上具有局限性，棘白类药物的研究已成为热点。其用量更倾向于根据体表面积用药25mg/(m²·d)，比起根据体重计算1mg/(kg·d)能收到更好的效果。另外，一项前瞻性研究认为：使用米卡芬净7～10mg/(kg·d)静脉滴注能使82.6%中枢性真菌感染患儿处于稳定的血药浓度，耐受程度佳，此剂量能获得较好的疗效且毒副反应较少。

深部真菌感染仍以静脉用药为主，目前国内常用的是氟康唑，中枢性真菌感染必要时可用两性霉素B脂质体。棘白菌素类是国际上比较推崇的一类新型抗真菌药，但其缺乏临床疗效及安全性，尚需进一步的研究。

(四)预防

预防早产儿真菌感染，目前认为环境的洁化、操作的改良、抗生素的选用是重点。预防量氟康唑也能收到良好的效果。环境的洁化包括新生儿重症监护病房整体环境及暖箱内局部环境。优化环境是早产儿预防真菌感染的首要条件。改良操作的前提是医务人员的手卫生，可减少相关感染的发生。预防真菌感染的过程中，抗生素的应用指征应严格掌握，避免长时间使用广谱抗菌药物或多种抗菌药物联合应用，在感染控制后应尽快停用抗菌药物。尤其是第三、四代头孢类和碳青霉烯类抗生素等强效广谱抗生素的使用，可导致二重感染，增加真菌感染的发生，应用时间不应过长。氟康唑预防性应用。氟康唑预防用药共6周，剂量为3mg/

(kg·d),第1～2周,每隔3d 1次,第3～4周隔日1次,第4～6周每日1次。

四、危重患儿抗菌药物应用策略

(一)儿科危重病的基本特点

儿科危重病患儿往往病情危重,无论原发病是否与感染有关,一旦发生感染,病情凶险;此外,入住新生儿重症监护病房、PICU后,由于有创诊疗措施的采用,易导致院内感染;感染成为危重患儿死亡的首要原因。

1. 危重病感染的特点

(1)存在多种易感因素

①机体非特异性防御系统不成熟或被破坏:如机械通气导致呼吸道破坏;全胃肠道外喂养导致胃肠道破坏;各种导管留置(动静脉置管、导尿管、引流管等)使皮肤破坏。

②感染源与感染途径多。

③宿主特异性免疫功能下降。a. 机体防御:新生儿及婴幼儿机体防御功能不成熟。b. 薄弱的物理屏障:皮肤薄嫩,黏膜损伤,静脉通路的建立,胃液的pH值较高。c. 多重免疫功能受损:IgA、IgG及IgM水平低,循环中趋化因子水平低,中性粒细胞存在量上的不足及功能受损。

(2)感染病灶和致病菌不明确。

(3)多部位、混合感染发生率高。

(4)耐药菌株多。

(5)脏器功能障碍妨碍抗菌药物的选择。

2. 新生儿感染的临床特点　症状和体征非特异性,如体温改变、呼吸暂停、奶量下降、呼吸窘迫、黄疸、硬肿、出血、反应差、嗜睡等,易与非感染性疾病如早产儿呼吸暂停、RDS、CNS疾病、贫血、环境温度改变或急速加重的慢性肺病混淆;易导致病情迅速恶化,甚至发生PPHN、感染性休克、弥散性血管内凝血,引起死亡。

(二)常见致病菌

1. 致病菌的分类

(1)革兰氏阳性需氧球菌:金黄色葡萄球菌、表皮葡萄球菌、α型溶血链球菌、β型溶血链球菌、非溶血链球菌、肺炎球菌、肠球菌属等。

(2)革兰氏阴性需氧球菌:脑膜炎球菌、淋球菌、卡他莫拉菌等。

(3)革兰氏阴性需氧杆菌:又称非发酵菌,是指一大群不发酵糖类,专性需氧,无芽胞的革兰氏阴性杆菌;包括不动杆菌属(鲍曼不动杆菌)、假单胞菌属(铜绿假单胞菌、恶臭假单胞菌)、嗜麦芽窄食单胞菌、军团菌属。

(4)革兰氏阴性兼性厌氧杆菌:种类多,肠杆菌科中有埃希菌属(大肠埃希菌)、枸橼酸杆菌属、克雷伯菌属、肠杆菌属、沙雷菌属、变形杆菌属、沙门菌属、志贺菌属。

(5)厌氧球菌:消化球菌、费氏球菌。

(6)革兰氏阴性厌氧杆菌:脆弱类杆菌、核酸杆菌等。

(7)形成芽胞与不形成芽胞的革兰氏阴性杆菌:前者包括破伤风杆菌、产气荚膜杆菌、难辨梭菌等,后者如单核细胞增多性李斯特菌。

(8)分枝杆菌与棒状杆菌科。

(9)各类真菌:包括外源性吸入肺部的(曲霉菌、隐球菌等)和寄生在体表、体内的(念珠菌)。

(10)其他微生物:包括放线菌、支原体、衣原体、病毒、原虫等。

2.致病菌的变迁　近年来,致病菌为了抵御人类抗菌药物的应用,已经发生了巨大的变迁。①革兰氏阴性感染率显著增高。②社区获得性肺炎与医院获得性肺炎的病原菌越来越相似。③真菌感染呈上升趋势。④耐药菌株与多重耐药菌增加。⑤耐药机制日益复杂。

3.2012年中国细菌耐药性监测——CHINET监测

(1)革兰氏阳性菌占28.1%,革兰氏阴性菌占71.9%。

(2)金黄色葡萄球菌和凝固酶阴性葡萄球菌中甲氧西林耐药(MRSA和MRCNS)率分别为47.9%和77.1%。

(3)葡萄球菌属细菌未发现对万古霉素、利奈唑胺耐药株。

(4)大肠埃希氏菌、克雷伯菌属中产超广谱β-内酰胺酶株分别为55.3%和33.9%。

(5)肠杆菌科细菌对碳青霉稀类高度敏感,总耐药率4.4%~6.3%。

(6)肠杆菌科细菌中仍有少数碳青霉稀类抗生素耐药株,尤以肺炎克雷伯菌居多。

(7)不动杆菌属(鲍曼不动杆菌占89.3%)对亚胺培南、美罗培南耐药率分别是57%和61%。

(三)儿科常用抗菌药物

1.青霉素类

(1)天然青霉素:主要针对革兰氏阳性菌、革兰氏阴性球菌、螺旋体。

(2)耐酶青霉素:如苯唑西林。

(3)氨基青霉素:如氨苄西林、阿莫西林等,对革兰氏阴性杆菌活性增强。

(4)抗假单胞菌青霉素:如哌拉西林、替卡西林等。

2.头孢菌素类

(1)第一代:对青霉素酶稳定,对β-内酰胺酶不稳定,对革兰氏阳性菌、革兰氏阴性杆菌有效。

(2)第二代:对β-内酰胺酶稳定,对革兰氏阴性杆菌活性增强。

(3)第三代:对革兰氏阴性杆菌活性强,对肠杆菌科、假单胞菌属有效。

(4)第四代:对β-内酰胺酶稳定,对革兰氏阳球菌活性增强。

3.碳青霉烯类

(1)广谱抗菌药物:对革兰氏阴性菌作用与三代头孢类似,对革兰氏阳性菌、厌氧菌活性强。

(2)耐酶:对β-内酰胺酶(ESBL和AmpC酶)高度稳定。

(3)高效:重症感染一线用药(对嗜麦芽单胞菌、肠球菌无效)。

4.β-内酰胺酶抑制剂　克拉维酸、舒巴坦、他唑巴坦。

5.头霉素类和氧头孢类　前者包括头孢西丁、头孢美唑,后者包括拉氧头孢、氟氧头孢,相当于第二代、三代头孢菌素,抗厌氧菌作用强。

6. 单酰胺环类 氨曲南主要作用于革兰氏阴性杆菌,包括铜绿假单胞菌、不动杆菌属。

7. 大环内酯类 主要针对革兰氏阳性菌、支原体、衣原体,部分对革兰氏阴性菌有效;能够抑制生物被膜的形成,从而对其他药物起增效作用。

8. 抗真菌感染药物

(1)嘧啶类:氟胞嘧啶。

(2)多烯类:两性霉素B。剂型:单纯两性霉素B、两性霉素B脂质体。剂量分别为0.5~1.0mg/(kg·d),3~5mg/(kg·d),静脉输入。每24~48h给药1次,每次药物应在2~6h内缓慢静滴,总疗程4~6周。不良反应常发生于用药7d以后,包括肝肾毒性、骨髓抑制、电解质失衡等,输液时可能会出现发热、心动过速、低血压、寒战和皮疹等。新生儿应用的不良反应远比较大儿童或成人少。

(3)氮唑类:氟康唑、伊曲康唑、伏立康唑。

(4)棘球白素类:卡泊芬净。

9. 其他 氨基糖苷类、四环素类、喹诺酮类、磺胺类、硝基呋喃类、抗结核类等种类繁多,但因不良反应在儿科应用受限。

(四)抗感染治疗策略

抗感染治疗总策略涉及预防性治疗策略、治疗性抗感染策略(经验性治疗、目标性治疗、策略性换药)、抗感染治疗辅助策略。

1. 抗感染治疗具体方案

(1)预防性治疗策略:控制传染源、切断传播途径、增加宿主免疫防御功能。

(2)危重病感染来源

①内源性(自身感染):患儿遭受其本身固有细菌侵袭而发生的感染,病原体来自患儿的体表及体内,多为人体正常定植菌、条件致病菌,机体抵抗力降低时发生;机制涉及寄生部位的改变/菌群失调。

②外源性感染(交叉感染):患儿遭受医院内非自身病原体侵袭而发生的感染,如患儿与患儿或医护人员与患儿,以及通过物品及相互间的接触间接感染。

2. 预防性抗感染治疗策略

(1)主要策略

①加强物理治疗(翻身、拍背、体位、雾化吸入、理疗等)。

②严格无菌操作,尽量减少创伤性操作。

(2)加强ICU设施管理:注意床间距,加强器械消毒,设立隔离室,注意手卫生。其中洗手是最有效、成本低的措施,但须增强医护人员的依从性;为确保依从性,须教育、反复提醒及反馈。

(3)药物预防:抗菌药物级别不宜很高。感染途径与部位和病原菌关系:经皮肤感染的多为革兰氏阳性菌,经呼吸道和消化道感染多革兰氏阴性菌,泌尿道的感染真菌多见。

(4)肠内营养:病情许可早期肠内营养,缩短TPN应用时间。

3. 治疗性抗感染策略 危重病早期多依靠经验性用药,待病原学检查出来后再结合经验性治疗结果,综合分析,进行继续的目标性治疗和策略性换药。

(1)经验性治疗:危重患儿治疗成功的关键。

①依据推测的病原菌选择抗菌药物:采用广谱经验性抗生素治疗基于临床症状、使用抗生素史、当地抗菌谱、治疗指南。

②感染类型:一般分为社区获得性感染与医院获得性感染,新生儿需要注意早发型感染与晚发型感染。

a. 院内感染:新生儿重症监护病房、PICU院内感染发病率高达60%～69%,50%～60%的由耐药菌引起;院内感染延长住院时间,增加医疗费用,且与神经系统后遗症相关。院内感染常见类型为败血症、肺炎或呼吸机相关性肺炎,血管内导管相关感染(局部感染、导管相关性血液感染)。院内感染的防范需要多学科共同参与。

b. 早发型感染的特点:出生5～7d发病,严重者出生48h内出现症状,多为宫内感染、产时感染,以呼吸道症状为主,多器官受累;常见病原为GBS、大肠埃希菌、流感嗜血杆菌,对抗生素不敏感。

c. 晚发型感染的特点:出生1周后发病;多隐袭性发作,常为院内感染;感染呈暴发者,多有与感染相关的围生期病史,病原多来源于母生殖道;常见病原为凝固酶阴性葡萄球菌、金黄色葡萄球菌、肠球菌、肠杆菌、肺炎克雷伯杆菌、假单胞菌、念珠菌。

d. 深部真菌感染的特点:临床表现的复杂性、多样性,高发病率和高死亡率,低临床诊断率和低实验室诊断率,病情发展快。存在下述情况需注意深部真菌感染:应用广谱抗菌素后体温反而升高,体温高而血白细胞分类正常或轻度升高,血小板急速下降,气道出血、上消化道出血或病灶出血,腹胀、肠蠕动消失、应激性溃疡大出血等胃肠功能衰竭,不能解释的肝功能损害与神志改变。新生儿真菌感染发病一般在生后2周左右,输糖不耐受和血小板减少是最常见的症状。

③降阶梯治疗策略

第一阶段:开始选用能够覆盖所有可能病原体的药物或联合治疗,同时获取标本进行培养。

第二阶段:获得并分析微生物学数据,对患儿进行再评价,调整抗生素治疗方案;恰当时考虑单药治疗或将改为窄谱抗菌药物,决定恰当的治疗周期。

④抗生素应用的一般原则

a. 根据感染发生时间(早发、迟发)、临床表现推断病原,依据所在地区病原的耐药情况选用抗生素。

b. 依据实验室病原和药敏结果选择抗生素。

c. 应了解所选药物的剂量、特点、副作用。

d. 选用药物、疗程、给药方式应考虑到病情的严重性及药动学/药效学特点。

时间依赖性抗生素:血药浓度高于MIC的时间越长,效果越好,建议每天分次给药;常用的青霉素类、头孢菌素类、碳青霉烯类等属于时间依赖性抗菌药物;对于重症感染或耐药菌治疗,可考虑采用增加药物剂量、缩短给药间隔/增加给药频率、延长点滴时间或持续给药。浓度依赖性抗生素:血药浓度高于MIC的倍数越大,效果越好,建议每天一次给药。

e.应注意患儿的并发症及用药史。

⑤经验性治疗的疗程:一般以3d为一个观察点,症状明显控制,病原学检查转阴,病灶基本吸收后3～5d可考虑停药。对肺部感染而言,症状缓解较胸片病灶吸收、病原学转阴更有助于疗效判断。

(2)目标性治疗:病原学确定后,依据病原学和药敏结果,进行针对性治疗。但需要注意:检出的病原菌是否为真正的致病菌。

(3)策略性换药:经验或目标性抗感染治疗效果不佳时,需考虑策略性换药。

①早期策略性换药:多在经验性治疗的初始阶段,一般以3～5d为准,临床症状和体征改变不明显,胸片病灶吸收不足1/3。

a.抗菌药物的临床疗效除了与体外药敏试验有关,还与体内药动学有关。

b.药敏结果为敏感,临床疗效不佳,应考虑分离菌株并非真正的病原微生物,而是体内的定植菌或外来菌污染,或只是混合感染中的一种病原菌;抗菌药物不能进入感染部位或给药方法、剂量不当,感染部位未达到足够的血药浓度;药敏试验不准确。

c.策略性换药分同类药物更换,即所换药物为同一类但剂量增加;不同类型药物更换;增加抗菌药物。

②中期策略性换药:多在经验性治疗后5～7d。

病情恶化的原因:抗菌力度不够,局部组织浓度不足,出现抗菌药物不能覆盖的细菌,出现耐药菌株,病灶不能充分引流。

③晚期策略性换药:多为耐药和产生新的致病菌,换药的重点是抗真菌治疗,必要时重新应用已经用过的抗菌药物。

4.抗感染治疗辅助策略　包括物理治疗、营养支持、免疫治疗、脏器功能支持等。

(五)抗感染治疗具体方案

1.革兰氏阳性菌

(1)非耐甲氧西林的革兰氏阳性菌:青霉素类、头孢菌素类。

(2)甲氧西林耐药葡萄球菌与耐甲氧西林凝固酶阴性葡萄球菌。

①糖肽类:万古霉素、去甲万古霉素、替考拉宁。

②利奈唑胺。

2.革兰氏阴性菌

(1)头孢类:随代数增加,抗革兰氏阴性菌作用渐增强。

(2)碳青霉烯类抗生素。

①优势:最强的体外抗菌活性,最高的敏感率。

②存在的问题:如果患儿免疫力尚可,感染控制;如患儿免疫力下降,则可能增加多重耐药的非发酵菌的感染概率或其他二重感染。

(3)β-内酰胺抗生素/酶抑制剂复合物

①应用时间较短者抗菌活性较好,应用较久的药物则存在着不同程度的耐药。

②酶抑制剂耐药的原因可能与超广谱β—内酰胺酶产量大而酶抑制剂剂量相对不足有关。

(4)非β—内酰胺类抗生素

①产超广谱β—内酰胺酶菌往往对氨基糖苷类和喹诺酮类呈交叉耐药(如庆大霉素、环丙沙星耐药性非常高)。

②选择此类药物时应参照体外药敏试验结果,敏感者可用于产超广谱β—内酰胺酶细菌感染的治疗。

3.铜绿假单胞菌感染的抗生素选择

(1)β—内酰胺类抗生素

①青霉素类:哌拉西林及其酶抑制剂复合物,替卡西林及其酶抑制剂复合物。

②第三代头孢菌素:头孢哌酮/舒巴坦、头孢他啶。

③第四代头孢菌素。

④碳青霉烯类。

(2)非β—内酰胺类抗菌药物:喹诺酮类药物,新喹诺酮类药物对革兰氏阳性菌、厌氧菌、分枝杆菌及非典型致病原的作用有所增强,对包括绿脓杆菌在内的革兰氏阴性杆菌的活性并没有增强。

4.不动杆菌感染的抗生素选择　不动杆菌可以出现对所有抗生素均耐药,称为泛耐药不动杆菌(PDRA),也有人称之为革兰氏阴性菌的 MRSA;鲍曼不动杆菌是不动杆菌属中最常见的菌种,除对米诺环素和头孢哌酮舒巴坦外的大多数抗菌药物耐药率在60%以上。

5.深部真菌感染

(1)白色念珠菌:氟康唑、两性霉素脂质体。

(2)非白色念珠菌:伊曲康唑、伏立康唑。

(3)曲霉菌:两性霉素、伊曲康唑、伏立康唑。

(4)新型隐球菌:两性霉素、氟康唑。

(5)肺孢子菌:SMZ。

第五节　新生儿遗传性代谢疾病

先天性代谢缺陷病(inborn errors of metabolism,IEM)或称遗传性代谢病(inherited metabolic diseases,TMD),是指由于基因突变引起酶缺陷、细胞膜功能异常或受体缺陷,从而导致机体生化代谢紊乱,造成中间或旁路代谢产物蓄积,或终末代谢产物缺乏,引起一系列临床症状的一组疾病。

IEM 患儿一般出生时表现正常。新生儿期发病者一般在出生后数小时或数天出现症状。因新生儿应急反应和代偿能力有限,先天性代谢缺陷病常见感染、严重心肺功能不良等疾病的临床表现。当出现这些非特异表现时,高度怀疑先天性代谢缺陷病很重要,因大多数疾病如果不及时诊治,会很快导致死亡。即使某些代谢疾病目前尚无法治疗,但明确诊断对以后

第一章 新生儿疾病

妊娠的产前诊断十分重要。

一、发生率

虽然每种先天性代谢缺陷病都比较罕见,但因其种类繁多,故其总发生率可高达1/2000,约100种先天性代谢缺陷病在新生儿期会出现临床表现。

二、遗传学

大多数先天性代谢病为常染色体隐性遗传,少数为常染色体显性或X、Y连锁伴性遗传及线粒体遗传等。在父母有同宗病史,曾有不明原因新生儿死亡,家族中有同样严重疾病史时,临床医师应警惕先天性代谢缺陷病的可能。

三、分类

1. 按所涉及的代谢底物异常分类 可分为氨基酸病(如苯丙酮尿症)、有机酸血症(如异戊酸血症)、脂肪酸氧化缺陷(如中链酰基辅酶A脱氢酶缺乏症)、过氧化酶体病(如Zellweger综合征)、糖代谢病(如半乳糖血症)、核酸代谢异常症(如腺嘌呤脱氨酶缺乏症)、溶酶体病(如黏多糖病)和金属代谢障碍(如Wilson病)等。

2. 按异常代谢物的分子大小分类
(1)小分子病:氨基酸病、有机酸代谢异常。
(2)细胞器病:脂类代谢病、黏多糖病。前者起病急骤,病程可间歇反复,缺乏体检和病理学检查特征,特效治疗效果显著;而后者多逐渐发病,呈进行性加重,常有相对特异的体检或病理学改变,一般治疗反应差。

四、常见临床表现、症状及体征

新生儿遗传代谢病的临床表现多种多样,随年龄、性别不同而有差异,全身各器官均可受累,且常在早期侵犯神经系统,预后较差。临床表现多为非特异性,易被误诊为感染、窒息、缺氧缺血性脑病、颅内出血或败血症等其他常见病,最终延误诊治。因此,加强对新生儿期遗传性代谢病的认识,及早做出正确诊断和治疗,有利于降低围生期死亡率,避免或减轻神经系统损伤等严重后遗症的发生,也是进一步开展系谱分析、遗传咨询或产前诊断的基础。

(一)在以下情况应高度怀疑先天性代谢异常

1. 家族有不明原因的新生儿死亡史,特别是上一胎或母亲家系中的男婴。
2. 近亲结婚的后代。因为其常染色体隐性遗传疾病的发生率高,而先天性代谢缺陷病多为常染色体隐性遗传。
3. 出生后不久(可能是几个小时)出现症状、体征。
4. 出现症状前,大多数患儿有围生期异常及新生儿期状况不佳。
5. 临床症状加重与肠道内喂养有关。
6. 常规治疗不能减轻症状,或者一直不能确诊。如排除败血症、颅内出血及其他先天性或获得性疾病等。

7.症状进行性加重。

8.虽然患儿可能因与先天性代谢缺陷病有关或无关的因素而早产,但他们却是典型的成熟儿貌。但新生儿一过性高氨酸血症例外,因其只在早产儿中做出诊断。

(二)临床症状

1.神经系统　主要表现为脑病、惊厥及肌张力异常,是遗传性代谢病在新生儿期最早出现的常见症状,可有两种表现形式。一种为出生时无异常,经过一段时间的无症状期后,先出现嗜睡、吸吮和喂养困难、易激惹等非特异性症状。随后发展为代谢性酸中毒、惊厥、昏迷,如有机酸血症中的丙酸血症、甲基丙二酸血症及尿素循环酶缺陷等。另一种则表现为在缺乏显著的高氨血症、酸碱失衡时,即呈现明显的神经系统症状(如意识不清、惊厥等),但无明显的无症状期,如高甘氨酸血症、维生素B_6依赖症等。上述症状中以新生儿惊厥及肌张力低下尤为突出,虽然多数由非遗传性疾病所致,仍须提高警惕。

2.消化系统　拒食、呕吐、腹泻等非特异性症状较常见,常在进食后不久发生,因肝实质受累而造成的肝功能衰竭症状(如黄疸、出血、转氨酶升高等)常为遗传性代谢病消化系统症状的突出表现。新生儿期引起肝功能不全最常见的遗传代谢病为半乳糖血症,除肝病体征外,早期发生白内障有助于诊断。肝脏增大伴低血糖和惊厥提示半乳糖血症Ⅰ型或Ⅲ型及糖原异生缺陷或高胰岛素血症。遗传性果糖不耐受(消化果糖、蔗糖时发病,通常用豆配方奶),酪氨酸血症Ⅰ型,新生儿血色病,线粒体病患儿也可有明显的肝功能不良。胆汁淤积性黄疸伴生长障碍主要见于致死性肝内胆汁淤积综合征(Byler病)和尼曼－克(Niemann－Pick)病。

3.循环系统　线粒体呼吸链缺陷、长链脂肪酸氧化障碍、Ⅱ型糖原累积病可表现为心肌病、心律失常、肌张力低下及心功能衰竭症状;心律不齐、心脏传导功能异常尤多见于长链脂肪酸氧化障碍的患儿。

4.代谢紊乱　以低血糖、乳酸酸中毒、酮症酸中毒和代谢性酸中毒最为常见。

(1)低血糖:出生史无异常的足月新生儿在进食后不久发生低血糖,且补给葡萄糖后效果不明显,伴有明显的酮症紊乱,其他代谢紊乱,或经常发作;低血糖伴代谢性酸中毒提示有机酸中毒或糖原异生异常,如糖原贮积病Ⅰ、果糖1,6－二磷酸酶缺乏。非酮性低血糖是脂肪酸氧化缺陷的标志。

(2)高氨血症:除新生儿败血症、肝炎等所致的肝功能障碍外,新生儿期的高氨血症常常由遗传代谢病所致,且起病多急骤;高氨综合征伴有呼吸性碱中毒。

(3)乳酸酸中毒:在排除重症感染和组织缺氧的情况下,血中乳酸含量增高(3～6mmol/L)常提示有机酸代谢障碍或高氨血症的可能;但当含量>10mmol/L时,则大多由缺氧所致。

(4)酮症及代谢性酸中毒:新生儿期多表现为持续的、难以解释的代谢性酸中毒,伴阴离子间隙(AG)增高。首先须排除感染、缺氧、重度脱水、饥饿或中毒等常见继发原因。可引起代谢性酸中毒的疾病包括:有机酸中毒,脂肪酸氧化缺陷,原发乳酸酸中毒(糖原异生、葡萄糖生成、丙酮酸代谢、三羧酸循环、呼吸链缺陷)。不伴有阴离子间隙增高、高乳酸血症和低血糖的代谢性酸中毒,应首先考虑肾小管酸中毒。

5. **肌肉症状** 表现为肌力和肌张力低下、进行性肌病等。多见于尿素循环障碍、有机酸尿症、线粒体呼吸链功能障碍、脂肪酸氧化缺陷、过氧化酶体病。

6. **特殊面容或体态** 部分先天性代谢缺陷病常具有特殊的面容或体征,如黏多糖病、肝糖原累积病、过氧化酶体病等。

7. **特殊气味** 由于机体代谢紊乱,导致一些代谢产物在体内蓄积,经过尿液或体液排出体外,形成特殊的气味或味道。主要见于氨基酸和有机酸代谢异常,如枫糖尿病(MSUD)的枫糖浆味、异戊酸血症的汗脚味。

8. **皮肤和毛发异常** 色素减少见于白化病、同型胱氨酸尿症等。脱发和皮疹见于多种羧化酶缺乏。脆发见于Menkes病。皮肤血管角质瘤见于Fabry病。皮下结节见于Farber病。鱼鳞病见于Refsum病。

9. **眼部异常** 角膜浑浊见于黏多糖病、Fabry病。白内障见于半乳糖血症、同型胱氨酸尿症、Lowe综合征等。青光眼和晶体半脱位见于同型胱氨酸尿症、Lowe综合征。眼底黄斑部樱桃红点见于GM1和GM2神经节苷脂病、尼曼-皮克病等。

10. **家族史** 先天性代谢缺陷病多为常染色体隐性遗传,故患者常用家族史,如父母近亲婚配;同胞有不明原因的脑病、败血症、婴儿猝死综合征等病史;有家族性疾病,如进行性神经病变或不明原因的营养障碍等;母亲有多次自然流产史等。对某些病史,家长未予重视或刻意隐瞒,临床医师须反复详细询问,以免遗漏重要信息。

许多遗传性代谢病的发作常可追寻出较明显的诱发因素,或在轻微疾病后病情严重恶化。肝大可见于溶酶体蓄积病、半乳糖血症、遗传性果糖不耐受、糖原累积病等;心脏扩大见于糖原累积病Ⅱ型及脂肪酸氧化障碍。

五、诊断

临床诊断较复杂,应仔细观察,将病史、家族史、发病年龄和病程特点进行全面分析。多数遗传代谢病伴有神经系统异常,约1/3以上的病种以神经系统为主要表现。病史和家族史中应注意以下问题:①同胞或近亲有相似疾病。②同胞或近亲有智力低下。③患儿有智力低下、惊厥发作等进行性神经系统变性症状,但不伴明显畸形。④婴儿期或新生儿期有反复发作的急性代谢性脑病表现。

实验室诊断分为筛查和确诊两类。代谢缺陷的尿筛查简单易行,可发现常见的氨基酸病、有机酸代谢病、黏多糖病和糖代谢病。基因分析可准确检测异常基因,但因遗传变异的复杂多样性而不适于筛查诊断。应用生化方法测定异常代谢产物仍是目前诊断遗传性代谢病的主要方法。若常规尿和血的筛查结果阳性或可疑阳性,应根据所怀疑的代谢障碍,进一步检查血、尿或其他体液的特定物质,如氨基酸或有机酸(高效液相色谱分析)、脂肪酸或脂类(气相色谱分析)、体细胞(如白细胞和唾液细胞等)培养和酶学分析,必要时进行组织活检和组化检查,近年来发展的磁共振波谱分析(MRS)技术,对于某些疑难或罕见代谢病也有诊断价值。新生儿遗传性代谢病的诊断步骤,如表1-6所示。

表1-6 新生儿遗传性代谢病的诊断步骤

第1步:常规筛查	第2步:生化检查	第3步:遗传学分析
全血细胞计数	尿有机酸分析	皮肤成纤维细胞或血细胞酶学分析
尿常规和电解质	尿氨酸分析	DNA突变分析
血气及阴离子间隙	血浆尿酸、生物素	
血糖及乳酸	血浆氨基酸分析	
肝功能	血浆肉碱分析	
血氨	脑脊液氨基酸分析	
尿中还原物质		
脑脊液乳酸		

(一)可疑先天性代谢缺陷病的初步检查

初步检查包括新生儿筛查及常规检查,可在任何实验室进行,一旦怀疑先天性代谢缺陷病,应立即检查。这些检查结果可提供重要信息,并有助于选择相关确诊的特殊检查。

尿液的常规检查和筛查,如特殊颜色或气味、尿pH值、酮体、电解质及尿中还原物质等,可用简单试验检出,有助于选择进一步的检测项目。部分遗传学代谢病可引起贫血、血小板减少、淋巴细胞空泡样变等,血常规检测时可发现。因遗传性代谢病以代谢紊乱为主要表现,通过血气分析、电解质及生化指标的检测可及时发现并检测低血糖、高血氨、高乳酸血症、代谢性酸中毒等异常,有利于疾病诊断、病情监测及疗效判断。

1. 血细胞形态及分类计数 中性粒细胞减少、血小板减少见于许多有机酸中毒(异戊酸血症、甲基丙二酸血症、丙酸血症)。中性粒细胞减少还可见于糖原贮积病及呼吸链缺陷,如Barth及Pearson综合征。

2. 电解质及血气 需测定电解质及血气以确定有无酸碱中毒,如果确实存在,则要判断这种异常是否与阴离子间隙升高有关。有机酸中毒及原发乳酸中毒可引起早期代谢性酸中毒及阴离子间隙升高。大多数代谢病在后期可因酸中毒出现脑病及循环异常恶化。持续代谢性酸中毒伴正常组织代谢提示有机酸中毒或先天乳酸酸中毒。未行机械通气治疗的患儿轻度呼吸性碱中毒,加重高氨血症,但在高氨后期,血管功能不稳定及虚脱可引起代谢性酸中毒。

3. 葡萄糖 低血糖是某些先天性代谢缺陷病重要表现。酮体有助于鉴别新生儿低血糖。非酮性低血糖是脂肪酸氧化缺陷标志。低血糖伴代谢性酸中毒及酮体提示有机酸中毒,糖生成缺陷(糖原贮积病1型或果糖1,6-二磷酸酶缺乏)。

4. 血氨 所有患病儿均须测定血氨,尤其在出现不能解释的嗜睡及神经中毒时。早期发现严重新生儿高血氨至关重要,因在数小时内即可发生不可逆损伤。

5. 血浆乳酸 升高继发于缺氧、心脏病、感染或惊厥,但原发乳酸酸中毒的可能病因是丙酮酸代谢及呼吸链缺陷。某些先天性代谢缺陷病,脂肪酸氧化病、有机酸中毒也有继发性乳酸酸中毒。无窒息及其他器官功能衰竭证据者持续血浆乳酸>3mmol/L。需进一步检查有无遗传性代谢病。应由中心静脉或动脉穿刺取血,因用止血带辅助取静脉血可使乳酸假性升高。

6. 肝功能　半乳糖血症是新生儿期肝功能不良的最常见代谢病原因。其他原因包括：酪氨酸、抗胰蛋白酶缺乏、新生儿血色病、线粒体呼吸链病及尼曼-皮克病。

7. 尿酮体　新生儿尿酮体阳性则属于异常。用 Acetest 或 Ketostix 实验检查尿过度排泄的酮体(丙酮和乙酰乙酸)。二硝基苯肼(DNPH)实验筛查是否有可见于枫糖尿病 MSUD 的 α 酮酸。

8. 尿还原物质　应检查尿还原物质。尿糖实验检查过度排泄的半乳糖及葡萄糖,但不能检查果糖。如果阳性,应进行仅针对葡萄糖的实验(葡萄糖氧化酶)。

(二)二线检查(特殊生化检查)

1. 检查方法　代谢异常的确诊应靠生化检查,即代谢物的测定和酶活性测定。

(1)代谢物质分析：包括体液中的氨基酸、有机酸、脂肪酸及酰基肉碱等,目前多用氨基酸自动分析仪或高效液相色谱分析仪进行氨基酸定量分析,结果精确。气相色谱联用技术结合氨基酸分析等手段已可诊断大多数不同临床表型的遗传性有机酸和氨基酸代谢异常,是目前对先天性代谢缺陷病行高危筛查、确定诊断最为有效的方法,尿液、血液、脑脊液等均可作为分析用标本。

(2)酶测定：可用酶测定诊断的遗传代谢病在 100 种以上,应根据酶存在的部位采取标本,如血清、皮肤成纤维细胞、白细胞、红细胞、血小板、肌肉、肝肾等。

2. 检查目的

(1)血浆氨基酸：所有疑似先天性代谢缺陷病者,应查血浆氨基酸。告知生化遗传学家患儿的临床表现及营养状态以分析实验结果。

(2)尿有机酸：用于不明原因的代谢性酸中毒、惊厥、高血氨、低血糖和(或)酮尿。

(3)血浆尿酸实验：常规筛查部分先天性代谢缺陷病伴高尿酸(糖原贮积病 I 型)或低尿酸(黄嘌呤脱氢酶缺乏)。

(4)脑脊液氨基酸脑脊液/血浆甘氨酸比值升高用于诊断 NKP。

(5)过氧化物酶体功能试验：包括血浆极长链脂肪酸(VLCFA)、植烷酸、红细胞、缩醛磷脂水平。

(三)遗传学检查

对缺陷基因的分析,可为基因治疗提供有价值的信息。DNA 分析可提供疾病的基因突变的特征。遗传异质性要依靠 DNA 分析技术来阐明,因其可发现基因缺失、插入、点突变、终止密码异常、转录异常等。

(四)尸检

对不明原因新生儿期死亡或高度怀疑遗传性代谢病而未及时诊断的死亡病例,在征得家属同意的前提下,争取留取体液或组织标本送检,常可为确定最后的诊断提供依据,并可为遗传咨询及产前诊断等工作的开展提供有价值的信息,避免或减少医疗纠纷。

六、治疗

(一)当兄弟(或姐妹)有代谢病症状或死于代谢病时应采取的措施

1. 下次妊娠前或妊娠中初步考虑。

(1)应在产前讨论可能的诊断,父母亲戚应筛查可能线索。

(2)若已知诊断,应考虑羊水穿刺以测异常代谢物或进行羊水细胞酶DNA分析。

(3)应在有条件的医院分娩,治疗可能的代谢病及其他并发症,实验室最好能进行必要的诊断实验。

2. 初步检查 包括仔细体检,寻找可疑症状。应排除所有非代谢原因,如感染、窒息。仔细检查眼、皮肤及肝脏。新生儿筛查应在疾病治疗前取标本进行血、尿实验。标本(血浆、尿)可冻存以备日后分析。红细胞酶分析、白细胞、纤维细胞、肝细胞酶及DNA分析有助于确诊。有时干血片可行DNA分析(Guthric血片)。

(二)代谢病患儿的治疗

由于新生儿期发病的遗传性代谢病,其临床表现往往十分相似且非特异,故临床一旦怀疑本类疾病,在进行相关检查、等待诊断结果的同时即应考虑给予相应的对症支持治疗。迄今多数遗传代谢病仍无特殊治疗方法,但通过相应的支持或对症治疗,许多疾病可得到有效控制。遗传代谢病总的治疗原则为减少毒性物质蓄积、补充正常需要物质、基因治疗。新生儿遗传性代谢病的常用治疗手段,如表1-7所示。

表1-7 新生儿遗传性代谢病的常用治疗手段

目的	具体方法
减少代谢底物	停止任何可诱发或加重病情的饮食供给,如蛋白质、半乳糖、果糖等
供给高能量	口服或静脉输注葡萄糖为主
减轻高氨血症	苯甲酸、苯丁酸钠、精氨酸
迅速清除毒物	腹透、血透
降低分解代谢	胰岛素治疗
补充辅助因子	生物素、维生素等
促进毒物转运	左旋肉碱、甘氨酸
恢复内环境稳态	新生儿重症监护及纠正水、电解质、酸碱平衡失调

1. 排除其他病因 如窒息、感染、颅内出血。即使其中之一是可能病因,也不能排除先天异常,应取标本冻存。

2. 监测 密切监测患者的任何精神状态变化、液体平衡、出血证据(血小板减少)及感染证据(中性粒细胞减少)。生化参数包括电解质、葡萄糖、氨、血气、每次尿酮体及比重。

3. 饮食与能量供应 禁食或饮食限制。急性危象期厌食、恶心及呕吐使口服更不可能。如果婴儿没有明显神经系统抑制,应考虑提供口服或鼻饲管喂养含除受累氨基酸以外的所有成分的调整配方奶,如能喂养,必须用特殊饮食。饮食按照每个婴儿及其代谢缺陷有针对性地加以考虑。停止任何可诱发或加重疾病的饮食供给,如疑为半乳糖血症时立即停用乳类喂养,改用豆浆;患儿须用苯丙氨酸奶粉喂养,并根据确诊结果及治疗过程中生化指标的检测水平,及时进行调整以满足其生长发育的需要。保证热量摄入,部分患儿可考虑中心静脉置管以满足高能量的需求。除考虑营养物质的组成外,还应注意供给方式,必要时才用持续鼻饲管喂养或全胃肠外营养支持。脂肪乳用于额外补充热量。脂肪乳注射液包括中长链脂肪酸。

4. 抗生素应用问题　对某些有机酸血症,肠道细菌为有机酸合成的最主要来源(如丙酸)。短期口服或静脉广谱抗生素根除肠道细菌(如新霉素、甲硝唑),可促进急性危象的恢复。部分代谢严重紊乱的患儿易并发败血症等严重感染,而后者又可导致持续的高分解代谢状态,加重病情并影响疗效,故应加强预防及有效的抗感染治疗。如半乳糖血症新生儿有明显败血症危险,尤其大肠杆菌致革兰氏阴性败血症。急性丙酸血症、甲基丙二酸血症常伴中性粒细胞减少及血小板减少。

5. 治疗急性代谢异常

(1)补液:对已知或可疑代谢病患儿补液或电解质时,不应使用乳酸林格液。

(2)纠正生化异常(代谢性酸中毒、高血氨、低血糖):如未诊断酸中毒,在乳酸、丙酮酸显著升高时,过量葡萄糖会加重酸中毒。应监测葡萄糖、乳糖,用脂肪乳预防分解代谢。用小剂量葡萄糖仅维持血糖正常即可。

(3)消除分解代谢,促进合成代谢。

(4)清除毒性代谢物,如用血液透析。

(5)治疗可能加重病情的因素(如感染、摄入过量蛋白质)。

(6)补充辅助因子。

6. 消除毒性代谢产物　控制内源性代谢物质的产生是许多遗传性代谢病治疗的基本方法。如尿素循环酶缺陷时,可通过高热量(糖类)、低蛋白质饮食,以减少体内蛋白质分解引起的高氨血症。加速毒性产物的清除,通过透析、药物结合、促进转运等方法可帮助机体清除蓄积的毒性代谢产物,有助于减轻神经系统损伤。苯甲酸和苯丁酸钠盐已常规用于尿素循环酶缺陷时高氨血症的治疗,两者通过与内源性毒性物质结合,形成无毒性的产物,并经肾脏迅速清除而实现清除代谢产物的作用。大剂量甘氨酸可促进某些蓄积的有机酸(如异戊酸等)以酰基甘氨酸的形式经尿排泄。补充左旋肉碱对于部分有机酸代谢障碍(如丙酸、甲基丙二酸血症等)代谢产物的酰基辅酶 A 脂的转化作用十分重要,通过形成较游离有机酸更易随尿排出的酰基肉碱,以促进毒性代谢产物的排泄。

7. 透析治疗　透析是迅速清除体内水溶性毒性物质的最有效方法之一,多用于急性代谢危象的短期治疗,包括腹透、血透、持续静脉-静脉血液滤过和持续静脉-静脉血液透析滤过等。

血液透析应用于难治性代谢性酸中毒、高血氨、昏迷及严重电解质异常(一般是医源性的)的病例。

8. 替代缺乏的终末产物、辅助因子及酶　对于产物缺乏型遗传性代谢病,最合理的治疗为替代终末代谢产物。四氢生物喋呤缺乏型 PKU 因伴有酪氨酸、色氨酸代谢障碍所致的多巴胺、5-羟色胺等神经递质的缺乏,故应同时补充四氢生物喋呤、左旋多巴、5-羟色胺。大剂量维生素B_6对维生素B_6依赖型同型胱氨酸尿症有效,大剂量维生素B_{12}对维生素B_{12}有效型甲基丙二酸血症有效

9.基因治疗　其在新生儿期实施较困难,包括器官移植和单基因转移治疗。目前已采用肝移植治疗酪氨酸血症Ⅰ型、糖原累积病、尼曼-匹克病等。骨髓移植适用于黏多糖病、戈谢病等,但上述治疗手段常选择在疾病的缓解期进行,患儿须具备良好的耐受能力和合适的供体来源。

七、预防

遗传性代谢疾病的预防至关重要,主要预防措施如下:①在人群中和患者亲属中进行携带者检查,进行遗传学咨询,避免近亲婚配,以减少隐性遗传病的发生。②严重的显性遗传的患儿要节育或绝育。③对高危妊娠进行产前诊断,阳性者可根据具体情况选择终止妊娠,减少严重出生缺陷。④广泛开展遗传代谢病的新生儿筛查。⑤早期诊断并及时治疗临床病例,避免或减轻严重神经系统伤残的发生。

第六节　新生儿常见外科疾病

一、先天性食管闭锁及食管气管瘘

该病在新生儿期并不罕见,其发生率为1/2000~4500,男孩发病率略高于女孩。近年来,由于小儿外科的发展,手术治疗成功率逐渐增高。

1.诊断要点　小儿出生后即出现唾液增多,不断从口腔外溢,频吐白沫。由于咽部充满黏稠分泌物,呼吸时咽部可有呼噜声,呼吸不畅。常在第一次喂奶或喂水时,咽下几口即开始呕吐,因食管与胃不连接,多呈非喷射状。因乳汁吸入后充满盲袋,经喉返流入气管,引起呛咳及青紫,此后每次喂奶均有同样症状发生。无气管瘘者腹部呈舟状,有气管瘘者因大量空气进入胃内,腹胀较明显。最初几天排胎便,但之后仅有肠分泌液排出,很快发生脱水和消瘦。

(1)孕期彩超检查:羊水过多,胃泡不显。

(2)出生后口咽部有大量黏稠唾液泡沫,因此,有人称之为"螃蟹娃娃"。

(3)第一次喂奶或水时出现剧烈呛咳、发绀和呼吸困难,甚至窒息,呼吸停止,但在迅速清除呕吐物后症状即消失。

(4)很易继发吸入性肺炎,常侵犯右上叶,可出现发热、气促、呼吸困难等症状。如得不到早期诊断和治疗,多数病例在3~5d内死亡。

(5)胃管不能进入胃内。

(6)食管造影:经口角滴入碘佛醇,让患儿自行咽下,拍X射线胸片。

2.治疗

(1)术前准备:凡疑及本症者,应禁食、吸痰或黏液、给氧、保温、保湿、纠正脱水,并应用血

液制品和抗生素等

(2)尽早行食管吻合手术。

3. 预后　关键取决于婴幼儿的体重、胎龄等一般情况、畸形的型别、食管两端间的间距、是否合并其他严重畸形、有无肺部并发症及手术前后是否处理得当等因素。

二、先天性幽门肥厚性狭窄

这是由于幽门环肌肥厚、增生,使幽门管腔狭窄而引起的机械性幽门梗阻,是新生儿、婴幼儿常见病之一。

1. 诊断要点

(1)呕吐:出生后2～3周开始呕吐;进行性加重的喷射性呕吐;每次进奶后不久即呕吐,吐后食欲强烈;呕吐物不含胆汁。

(2)肿块:可见胃蠕动波自左向右。右上腹部可触及一个橄榄样、光滑质硬的肿块,活动度好。触及肿块对诊断帮助很大。

(3)全身表现:日见消瘦,皮肤松弛,前囟及眼窝凹陷,有脱水和营养不良貌。由于长期呕吐,丢失大量胃酸和钾离子,可致低氯、低钾性碱中毒,临床表现为呼吸浅慢。因血中游离钙离子降低,故可引起低钙痉挛,表现为手足搐搦、喉痉挛、强直性抽搐等。

(4)彩超检查:发现右上腹肥厚的幽门块,典型改变为幽门肌增厚,幽门管延长。

(5)钡餐检查:主要表现有胃扩张,胃蠕动增强,幽门管狭细变长如线条状,胃排空延迟,十二指肠球部呈鸟嘴样改变。

本病易与下列情况发生混淆,应认真鉴别:幽门痉挛、幽门前瓣膜、胃扭转、胃食管反流、喂养不当等。

2. 治疗

(1)纠正水、电解质、酸碱平衡紊乱。

(2)幽门环肌切开术(开腹或腹腔镜手术)。

3. 预后　及早诊断治疗,未合并其他器官畸形,预后良好。诊断治疗不及时,可合并营养不良及肺部感染导致死亡。

三、先天性肠旋转不良

先天性肠旋转不良是由于胚胎发育中肠管旋转发生障碍,即肠系膜上动脉为轴心的旋转运动不完全或异常,使肠道位置发生变异和肠系膜的附着不全,从而并发肠梗阻或肠扭转。新生儿期发病为多,约占80%,少部分病例在儿童或成人期开始出现症状。

1. 诊断要点　高位肠梗阻。孕期彩超表现为胎儿腹腔双泡征、羊水过多。

(1)典型表现:出生后有正常胎粪排出,初起喂奶良好,出生后3～5d突发大量黄绿色胆汁性呕吐,排便量减少。完全性梗阻时呕吐频繁而持续,不全梗阻时呕吐为间歇性。

(2)中肠扭转且肠绞窄:全腹膨胀、呕吐咖啡样液或呕血、伴便血,中毒症状严重,腹肌紧张,高热,面色苍白,哭声微弱,高热、脱水等中毒性休克症状,呼吸循环衰竭时提示已发生肠绞窄、肠坏死或穿孔。

(3)X射线检查:腹部平片可见胃及十二指肠扩大的液平面(双泡征)。钡灌肠发现盲肠位置异常则可确立诊断。上消化道造影检查:新生儿宜采用碘油造影。十二指肠或十二指肠空肠曲及空肠位置异常,全部小肠位居腹腔右侧。

本病与十二指肠闭锁或狭窄、环状胰腺三者临床症状酷似,且有并存的可能,应注意鉴别。

2.治疗　尽早手术。

四、先天性肠闭锁和狭窄

先天性肠闭锁和狭窄是造成新生儿肠梗阻的一种常见消化道畸形,严重威胁患儿生命。近20年来,随着诊断水平的提高、技术操作的改进、手术前后良好的监护(尤其是静脉高营养的应用),使存活率显著提高。

1.诊断要点

(1)呕吐:多在出生后3d内出现,出现的早晚与闭锁的部位有关,高位肠闭锁呕吐出现得早,次数频繁,而回肠、结肠等低位闭锁则可于出生后2~3d出现。呕吐出现后呈进行性加重,吐出量较多。

(2)腹胀:腹胀是肠闭锁的常见体征,腹部膨胀的程度与闭锁的位置和就诊时间有关。高位闭锁越高,就诊时间早,腹胀程度就轻,反之则越重。高位时为上腹部胀,低位时为全腹胀,低位肠闭锁时往往可见到扩张的肠襻。

(3)无正常胎便排出:仅排出少量灰白色或青灰色黏液样物。

(4)全身情况:在出生后最初几小时,患儿全身情况良好,与正常儿无区别。但很快出现躁动不安、不能入睡、不吃奶或吸吮无力、脱水、酸中毒、电解质紊乱及中毒症状,常伴吸入性肺炎。若腹壁水肿发红,则为肠穿孔腹膜炎。

(5)立位腹平片:多发液气平面。

(6)孕期彩超:胎儿肠管扩张、羊水过多。

先天性肠闭锁应与以下疾病鉴别:先天性巨结肠、肠旋转不良、环形胰腺等,通过钡灌肠结果即可排除。还要排除其他先天性畸形,如胆道闭锁、食管闭锁、脐膨出、肛门直肠闭锁、梅克尔憩室、肠重复畸形、多指(趾)、马蹄肾等泌尿系统畸形,及先天性心脏病等心血管畸形。

2.治疗　先天性肠闭锁若不手术,则无生存希望。手术治疗的早晚、手术前的准备及手术前后的护理(如保暖、胃肠减压、矫正脱水、静脉营养以及清洁口腔分泌物等),直接影响其预后。

五、先天性巨结肠

先天性巨结肠是由于直肠或结肠远端肠壁肌间神经丛的神经节细胞减少或缺如引起的肠管持续痉挛,粪便淤滞于近端结肠,以致肠管扩张、肥厚,是小儿常见的消化道畸形。患儿约90%为男孩,首次就诊多在新生儿期。

1.诊断要点

(1)胎粪排除延迟:95%的患儿在出生24h后仍不排胎粪,3~5d后要经温盐水洗肠或开塞露塞肛后方才排出。

(2)明显腹胀:约占90%,腹壁静脉怒张,可见肠蠕动波,灌肠后腹胀可缓解。

(3)呕吐:呕吐物含胆汁或粪便样液体。

(4)腹泻:为突出症状而伴有肠梗阻,新生儿期经常便秘与腹泻交替出现。如反复迁延,患儿日趋消瘦,并引起营养不良性水肿。新生儿期,并发肠炎者甚为多见,炎症往往顽固难治,可发展为凶猛的小肠结肠炎。发病较急,有高热、吐、泻,梗阻肠腔内积存的大量肠液可导致重度脱水、酸中毒和休克,如不积极抢救,多于24h内死亡;肠炎病变可产生腹腔渗液,出现腹膜刺激征,临床上很像化脓性腹膜炎。

(5)直肠指诊:至关重要,直肠壶腹空虚,可诱发排便反射阳性。

(6)钡剂灌肠:可显示典型的痉挛肠段和扩张肠段;移行区呈锯齿状变化,是因为强烈的肠蠕动使钡灌肠影呈现不规则的收缩环,新生儿期误诊率达23%,1岁以上时仅为6.5%。

(7)直肠黏膜活检:对拟诊为巨结肠而X射线检查未能确诊的新生儿,还可进行直肠活检,协助诊断。目前活检主要有两种方法:一为组织形态学方法,观察神经节细胞和节前纤维的变化;二为组织化学检查,主要是测定乙酰胆碱酯酶的活性。

2.治疗

(1)内科治疗:对轻型的先天性巨结肠患儿或有全身感染症状,手术无法耐受者可用非手术疗法维持营养和发育。用缓泻剂或定时用生理盐水灌肠,以避免粪便淤积。

(2)结肠造瘘术:当患儿发生急性肠梗阻,或有肠穿孔、腹膜炎趋向,或伴有小肠结肠炎,或是全结肠无神经节症,应行结肠造瘘术。应尽量选择靠近扩张肠管做单口造瘘。

(3)根治手术治疗。

六、先天性肛门直肠畸形

先天性肛门直肠畸形是非常多见的消化道畸形,肛门直肠畸形的种类繁多,出现症状的时间也不同。特别是在婴儿出生后24h不排便,就应想到肛门直肠畸形,而及时进行检查。有的患儿出生后即出现急性肠梗阻症状。

1.诊断要点

(1)完全性肛门闭锁及并发瘘瘘口狭小者:出生24h后无胎便排出,呈低位肠梗阻,喂奶后就出现呕吐,吐出物为奶且含有胆汁,之后可吐粪样物,腹部逐渐膨胀,病情日趋严重,晚期即出现脱水现象,如未确诊和治疗,多于6~7d即可死亡。

(2)肛门直肠狭窄和并发瘘管较粗者:出生后的一段时间内不出现肠梗阻症状,日后逐渐出现排便困难,便条变细,有慢性腹胀、腹痛、腹部膨胀,由于经常排便不畅,粪便积聚在结肠内可形成粪石,有时在下腹部可触到巨大粪块,已有继发性巨结肠改变者,影响小儿生长发育。

(3)肛门、会阴部检查:绝大多数肛门直肠畸形患儿,在正常肛门位置没有肛门,婴儿出生后只要仔细观察会阴即可发现。

(4)确定闭锁的位置:出生24h后拍倒置位X射线摄片,根据"耻尾线"(即耻骨体中点与第5骶体下缘的连线)和"坐骨点"、直肠末端的气体影来区别为高位、中间位或低位型。亦可采用超声检查、磁共振成像、CT、瘘管造影等方法。

2.治疗 先天性肛门直肠畸形的治疗方法：根据其类型及末端的高度不同，可采取会阴部肛门成形术、骶会阴肛门成形术或腹骶会阴肛门成形术。

七、新生儿先天性膈疝

新生儿先天性膈疝是由于胚胎时期膈肌闭合不全，致单侧或双侧膈肌缺陷，部分腹部脏器通过缺损处进入胸腔，造成解剖关系异常的一种疾病，分为胸腹裂孔疝、食管裂孔疝和先天性胸骨后疝。

1.诊断要点

(1)孕期：羊水过多且检测发现卵磷脂和神经鞘磷脂低于正常，超声显像可见胎儿胸腔内有腹腔脏器等即可做出产前诊断，有时可合并染色体或心脏等其他畸形，必要时可终止妊娠或尽早采取治疗措施。

(2)呼吸系统：呼吸困难、急促、发绀等症状可在出生后或出生后数小时内出现，可呈现阵发性和可变性，即在哭闹或进食时加重，亦可突然加重和进行性恶化。处理不及时或处理不当，可立即死亡。患侧呼吸运动减弱、胸廓饱满、肋间隙增宽，心脏向健侧移位，有时被误诊为右位心。胸腔叩诊呈浊音或鼓音，往往是浊鼓音相间。这与疝入胸腔脏器的性质或肠道充气程度有关。听诊患侧呼吸音减弱或消失，并常可听到肠鸣音，这对诊断先天性膈疝有重要意义。反复出现呼吸道感染的症状，虽然经治疗，呼吸道感染可好转，但不能治愈。有些过敏体质的患儿，少量胃内容物被误吸入气管，可造成过敏性哮喘样发作。

(3)循环系统：腹腔脏器进入胸腔后，不但压迫肺脏，还使肺动脉扭曲、动脉壁增厚、血管床横断面积减少而引起持续性肺动脉高压，产生呼吸短促、酸血症、低血氧、低体温、低血钙、低血镁等一系列症状。

(4)消化系统：呕吐形式多样，常以平卧位或夜间为重，呈现溢奶状，严重时呈喷射性呕吐。呕吐物可为胃内容物，严重时伴有胆汁，出现呕吐咖啡样液体或呕血，还出现呕血、排柏油样便和黑便。因食管短缩、贲门胃底疝入胸腔、食管狭窄，常常出现吞咽困难及上消化道梗阻。

(5)影像学检查：X射线检查是诊断本病的重要手段，单纯胸部摄片可见心膈区顶部有圆形或椭圆形影，侧位像心前区胸骨后有充气或液面性影。钡餐透视或钡灌肠检查，不但能明确诊断，还能辨明疝入胸腔内的脏器种类。超声检查能发现胸腔内有扩张的肠管和频繁的蠕动，伴有液体无回声及气体点状回声的游动影。积液的肠段有时可见黏膜皱襞。MRI检查：MRI冠状面可清晰地见到疝环的边缘及疝入胸腔内肠管影像，而横断面疝环呈三角形，内有断面的肠管蜂窝状影，这与CT检查有相同之处。内镜可直接观察食管黏膜外观状态，充血、水肿、糜烂、出血、狭窄等，还能观察食管内潴留情况；贲门口的松弛程度，胃黏膜疝入食管的多少；食管黏膜与胃黏膜的交界线上移至食管裂孔的距离。这不但有利于诊断，还可对本病的进一步治疗及疗效判断提供客观指标。

(6)实验室检查：血气分析示 $PaCO_2$ 升高，可高达 8～19kPa(60～142mmHg)；PaO_2 明显下降，达 5～10.4kPa(38～78mmHg)；血液 pH 值可达 6.85～7.11。可出现呼吸性酸中毒，

也可出现代谢性或混合性酸中毒。

2. 鉴别诊断 应与膈膨升、气胸、先天性肺囊泡病、先天性心脏病、胸腔积液和肺部炎症等相鉴别。

3. 治疗

(1)保守治疗:饮食调节,适当用黏稠饮食,指导患儿多采用半坐位,进食后适当拍打背部。给予胃动力药物和制酸药物,加强胃排空,防止食管炎的发生。术前准备:应及时胃肠减压、吸氧,纠正酸中毒,维持热量及体液平衡。

(2)手术治疗:胎儿期诊断膈疝者:应由产科超声专家及胎儿超声心动图专家检查有无其他畸形和心脏异常,是否合并染色体异常,特别是18-三体综合征。须经围生医学专家讨论,决定是否中止妊娠、胎儿手术或待出生后再手术。确定诊断后应尽早择期手术,若有嵌闭,要行急诊手术。但一般应根据临床症状、实验室检查进行评估和术前准备。

八、先天性胆道闭锁

先天性胆道闭锁是新生儿期一种并非少见的严重黄疸性疾病,也是新生儿梗阻性黄疸时需外科处理的主要问题。

1. 诊断要点

(1)进行性加重的黄疸:皮肤巩膜黄染是最早的体征,黄疸可在出生后不久或在生理性黄疸消退1~2周后,反而呈进行性加重,随着黄疸的加重,粪便由正常黄色变淡以至白陶土色,有时由白陶土色又转为淡黄色,这是由于血液胆色素浓度过高,胆色素通过肠壁渗入肠腔,使粪便着色,尿色犹如浓茶色。

(2)全身表现:3个月后逐渐出现营养不良、发育迟缓、精神萎靡、贫血、脂肪泻、眼干、指甲畸形、皮肤干燥缺乏弹性、抽搐及鼻出血等现象,易合并上呼吸道感染及腹泻。

(3)体检:腹部膨胀,肝脏肿大,表面光滑,质地坚硬,脾大,腹壁静脉曲张和腹水等门脉高压症状,最后导致肝功能衰竭。肝性脑病常是本病死亡的直接原因,如不能手术重建胆道,一般生存期为1年。

(4)影像学检查:超声检查:如未见胆囊或见有小胆囊(1.5cm以下),则疑为胆道闭锁,如有正常胆囊存在,则可能为肝炎;如能看出肝内胆管的分布形态,则更能帮助诊断。胆道完全梗阻时,则扫描不见肠道显影;新生儿肝炎,虽然肝细胞功能较差,但肝外胆道通畅,因而肠道显影。胆道造影检查已应用于早期鉴别诊断,造影发现胆道闭锁有以下情况:仅胰管显影,有时可发现胰胆管合流异常,胰管与胆管均能显影,但肝内胆管不显影,提示肝内型闭锁,而新生儿肝炎综合征有下列征象:胰胆管均显影正常,胆总管显影,但较细。

(5)实验室检查:血清总胆红素和直接胆红素量随病程趋向增高,尿胆红素持续阳性提示为胆道闭锁;脂蛋白-X定量测定:若持续上升,则有胆道闭锁可能;胆汁酸定量测定:血清和尿内胆汁酸持续升高,提示胆道闭锁。

2. 鉴别诊断 应与以下疾病鉴别:新生儿肝炎、新生儿溶血症、新生儿母乳性或牛乳性黄疸、先天性胆总管囊肿、新生儿胆汁郁积症、新生儿胆管炎等。此外,肝外胆道附近的肿物或胆总管下端淋巴结肿大,可以压迫胆道而引起梗阻性黄疸;先天性十二指肠闭锁、环状胰腺及先天性肥厚性幽门狭窄等亦可引起梗阻性黄疸,也应与感染性黄疸和酶代谢异常所致的黄疸相鉴别。

3.治疗　手术为胆道闭锁的唯一治疗方法。胆道闭锁不接受外科治疗,仅1%的患儿生存至4岁。对"可吻合"或"可治型"(占胆道闭锁的10%左右),此类型有相对正常或扩张的肝外胆道,通过胆肠吻合术即可恢复胆汁引流,效果良好。另一种类型为"不可吻合"或"不可治型",多年来认为Kasai手术可作为第一期处理措施,待婴儿发育生长之后,再施行肝移植,以实现治愈。

九、新生儿消化道穿孔

新生儿消化道穿孔是新生儿期一组严重的疾病,其病死率高,是围生期研究的一项课题。如何降低新生儿消化道穿孔发病率及死亡率,是新生儿外科亟待解决的问题之一。

1.诊断要点

(1)全身表现:患儿反应突然转差,出现口唇青紫、呼吸困难。很快出现中毒性休克而面色苍白、发绀、四肢冷厥及皮肤花纹,难以纠正的脱水、贫血、酸碱平衡紊乱等症状。

(2)进行性腹胀,腹壁静脉怒张,腹壁水肿或伴有肌紧张。全腹叩诊鼓音,肝浊音界消失,可有移动性浊音及肠鸣音消失。

(3)反胃、呕吐及拒食,呕吐物为黏液及乳汁,可伴有少量血性液或咖啡样物。一般均可有胎便排出,但随着病情的发展,可出现麻痹性肠梗阻,停止排便、排气,偶尔可排出血便。

(4)X线检查仍然是发现气腹、诊断消化道穿孔的首选,而且是最为有效的方法。及早发现气腹对消化道穿孔的诊断及治疗极为重要,站立位摄片发现膈下游离气体是气腹最常见的公认征象。卧位或水平侧位摄片发现如下征象是诊断气腹的准确征象:①足球征。②镰状韧带征。③铅笔征。④"黑三角"征。

(5)原因:胎儿宫内窘迫、产后窒息;先天性消化道畸形(巨结肠、肛门闭锁、肠闭锁、狭窄、肠旋转不良、胎粪性腹膜炎等)致肠内压力增高;严重疾病(肺炎、败血症、硬肿症、休克等)应激,全身血液选择性分配;大量氧气吸入胃内,胃极度扩张的机械性损伤。

2.治疗　一旦确诊,应行急诊手术治疗。

(1)术前准备:行胃管减压,纠正水、电解质酸碱平衡的紊乱,加强支持疗法,如输血、输氧、给予抗生素及维生素K。重症高度腹胀患儿可采取腹腔穿刺减压,以缓解呼吸困难。

(2)手术方式:早期手术是新生儿消化道穿孔治疗的主要方法,加强围手术期处理是降低新生儿消化道穿孔死亡率及提高治愈率的关键。依穿孔的大小、部位,腹腔污染的程度及患儿对手术的耐受性而定,可施行一期修补或者切除吻合、肠造瘘或切除吻合、近端肠造瘘,然后再行二期关瘘术。

(3)术后处理:术后禁食,加强支持疗法,由静脉输液及抗生素,有条件者早期开始静脉高营养,或空肠远端插管喂养。继续胃肠减压至胃肠道功能恢复为止。

3.预后　影响预后的因素包括体重、就诊时间、并发症等。

第二章　小儿神经系统疾病

第一节　小儿惊厥

惊厥(convulsion),是由多种原因所致暂时性脑功能障碍,大脑运动神经元异常放电,引起全身或局部肌肉出现强直性或阵挛性抽搐,伴有程度不等的意识障碍。约5%～6%的小儿曾有过一次或多次惊厥,其中尤以热性惊厥和癫痫最常见。

一、病因

1.热性惊厥

(1)颅内感染性疾病:①细菌性脑膜炎、脑脓肿、脑血管炎、颅内静脉窦炎、结核性脑膜。②病毒性脑膜炎、脑炎。③脑寄生虫病。④真菌性脑炎。

(2)颅外感染性疾病:①呼吸道感染:上呼吸道感染、急性扁桃体炎、各种肺炎。②消化道感染:各种细菌性、病毒性胃肠炎。③泌尿系感染:急性肾盂肾炎。④全身性感染和传染病:败血症、破伤风、幼儿急症、百日咳、麻疹、猩红热、伤寒等。⑤Reye综合征。

2.无热惊厥

(1)颅内非感染性疾病:①癫痫。②脑创伤(包括产伤、手术)。③颅内出血。④颅内占位性病变,如肿瘤、囊肿等。⑤中枢神经系统畸形。⑥中枢神经系统遗传性、变性及脱髓鞘性疾病。⑦脑血管病发育异常,脑叶、沟回发育畸形。

(2)颅外非感染性疾病:①中毒:包括有毒(如蛇毒等)、植物(毒蕈、包果、桃仁、苦杏仁、荔枝、木薯、发芽马铃薯、马桑子、苍耳子、蓖麻子、地瓜子等)、药物(中枢兴奋药、氨茶碱、阿托品、抗组胺类药、山道年、呱嗪、异烟肼、阿司匹林、安乃近、氯丙嗪等)、农药(1605、1509、敌敌畏、敌百虫、乐果、666、DDT等)、杀鼠药(磷化锌、安妥、毒鼠强等)及其他如CO、煤油、汽油等。②代谢性疾病:低血糖、低血钙、低血钠、低血镁、高血钠、高胆红素血症,遗传代谢缺陷如苯丙酮尿症、半乳糖症、有机酸尿症、维生素B_6依赖症、脂质积累症,维生素B_1、B_6、D、K缺乏症、糖尿病等。③心源性疾病:法洛四联症失水时易致脑血栓,肺动脉漏斗部痉挛时脑缺氧、缺血,克山病引起的脑血栓等,均可导致惊厥发生。④肾源性疾病:任何肾脏疾病或泌尿道畸形导致高血压或尿毒症时均可引起惊厥。⑤其他:每天大剂量放射治疗,接种百日咳疫苗后,出血性疾病伴颅内出血及其他全身或及其他系统疾病并发症,如系统性红斑狼疮、风湿病、肝性脑病等。

二、诊断

1. 病史　要详细了解惊厥发作的类型、持续时间、意识状态、伴随症状及发作前有无诱因,发热与惊厥的关系。医师应争取亲自观察到惊厥发作的全过程。

2. 临床特征

(1)典型惊厥发作:患儿突然意识丧失,全身骨骼肌不自主、持续强直收缩,继而转入阵挛期,不同肌群交替收缩,肢体及躯干有节律地抽动,口吐白沫。发作后可入睡,醒后对发作不能回忆。

(2)限局性运动发作:发作时意识不丧失,常有某个肢体或面部抽搐。

(3)新生儿惊厥发作:可表现为轻微发作,如双眼凝视、眨眼或上翻,甚至可出现呼吸暂停,亦可表现为局部痉挛(如面部、四肢)或全身强直性发作,头后仰,角弓反张。早产儿还可见细微发作,表现为阵发性眼球转动、斜视、凝视或上翻。

(4)惊厥持续状态:一次惊厥发作持续 30 分钟以上,或频繁发作连续 30 分钟以上、发作间期意识不能恢复。

3. 辅助检查　三大常规、血生化、CSF、EEG 和头部 CT 或 MRI 检查。

三、治疗

1. 一般治疗　惊厥发作时,让患儿取侧半卧位,解开衣领,避免摔倒。频繁惊厥者可用纱布包住压板放在上下磨牙之间,但牙关紧闭者不用。注意保持呼吸道通畅及对患儿生命体征的监护。

2. 控制惊厥的药物　控制惊厥的理想药物如下:①能够迅速进入脑组织。②具有即刻起效的抗惊厥作用。③对意识状态或呼吸功能没有明显的抑制作用。④有一长时间的抗惊厥作用,以至惊厥发作无复发。⑤能有效的阻断惊厥对运动、大脑和全身的影响作用。

(1)一线药物(表 2-1)

表 2-1　一线抗惊厥药物一览表

药物	每次剂量	用法	药物	每次剂量	用法
地西泮	0.2~0.4mg/kg	iv	咪达唑仑	0.05~0.2mg/kg(<5mg)	iv
	0.5mg/kg	pr	苯巴比妥	20mg/kg	iv
劳拉西泮	0.05~0.1mg/kg	iv	丙戊酸钠	15~20mg/kg	iv
氯硝西泮	0.02~0.1mg/kg(<4mg)	iv			

①地西泮(安定):进入大脑迅速,止惊快,静脉给药一般 1~2 分钟生效,80% 患儿在 5 分钟内迅速止惊,作用可持续 15~30 分钟。

②劳拉西泮:0.06~0.1mg/kg(<4mg)静脉注射。静脉注射注射后很容易透过血-脑脊液屏障,作用迅速,2~3 分钟起效,作用时间持续 12~48 小时,北美国家常作为癫痫持续状态首选药。

③苯妥英钠:单药对癫痫持续状态的控制率为41%~90%,不影响意识和呼吸。

④丙戊酸钠:本药具有广谱、耐受性好、无呼吸抑制及降压的副作用,能直肠给药。

⑤苯巴比妥钠:抗惊厥治疗有效安全,持续时间可达6~12小时,常与地西泮合用,可取得较好的疗效。主要缺点是呼吸抑制较强,也影响血压和意识。

(2)二线用药:①利多卡因:该药作用快,维持时间短,但可有心血管系统的副作用发生。②磷苯妥英:目前最理想的抗惊厥新药。

3. 新生儿惊厥的治疗

(1)一般处理:吸氧、保暖、细心护理、保持安静及呼吸道通畅、禁食、纠酸等。

(2)监护:观察生命体征、神志、瞳孔、前囟变化。维持血气及pH在正常范围。

(3)抗惊厥治疗

①伴低血糖:10%葡萄糖2ml/kg,静脉注射。然后维持静脉治疗,葡萄糖剂量最高为8mg/(kg·min)。

②无低血糖:首选苯巴比妥20mg/kg,静脉注射(10~15分钟);必要时10~15分钟附加5mg/kg静脉注射。也可选用苯妥英钠20mg/kg,静脉[1mg/(kg·min)];或劳拉西泮0.05~0.1mg/kg,静脉。维持治疗用苯巴比妥3~5mg/(kg·d),静脉注射或肌内注射;苯妥英钠3~4mg/(kg·d),静脉,3~4天。

③其他:葡萄糖酸钙(5%):4ml/kg,静脉;维生素B_6:50~100mg,静脉;硫酸镁(25%):0.2~0.4ml/kg,肌内注射。维持治疗用葡萄糖酸钙500mg/(kg·d),口服;硫酸镁(25%)0.2ml/(kg·d),肌内注射。

(4)新生儿抗惊厥药物的疗程:取决于神经系统检查、病因、脑电图。①新生儿期:神经系统检查已正常可停止用药;神经系统检查持续异常要寻找病因、复查脑电图,多数须继续用苯巴比妥,停用苯妥英钠,1个月后复查。②出院后1个月:神经系统检查已正常可停止用苯巴比妥;神经系统检查仍持续异常要复查脑电图,若脑电图无惊厥放电,停药。

4. 控制惊厥持续状态的用药步骤

(1)首选苯二氮䓬类药物:常用的药物是地西泮、咪达唑仑和劳拉西泮,任选一种。如不能建立静脉通道,则给予地西泮(0.5mg/kg)直肠给药。在欧洲国家咪达唑仑通常作为惊厥持续状态的首选苯二氮䓬类药物。咪达唑仑可肌内注射、静脉注射和直肠给药。咪达唑仑作用时间短,单次静脉注射后易复发。其从体内清除的速度快于地西泮,故而不容易蓄积。咪达唑仑静脉推注的用量为0.1~0.2mg/kg,肌内注射为0.2mg/kg,最大量5mg。目前国内推荐使用的方法是静脉推注咪达唑仑后以2~12μg/(kg·min)持续泵入维持治疗。

(2)静注地西泮或劳拉西泮后未能控制发作,10~15分钟后可重复1次。若在第1剂直肠用地西泮后仍未建立静脉通道,则用副醛灌肠(0.3~0.4ml/kg)。

(3)10分钟后仍无效,进入第三步。可使用磷苯妥英,因其作用时间长,不产生呼吸抑制,也不导致意识障碍,从而优先选用。静脉注射与肌内注射均可,但静脉注射更好。磷苯妥英可快速静脉注射,且不需要再给予苯二氮䓬类药物。如果患儿惊厥持续状态停止后未在预期的时间清醒过来,应行脑电图排除非惊厥性癫痫持续状态(NCSE)。也可使用静脉用丙戊酸钠以生理盐水稀释后于2~5分钟静脉推注。亦可用苯巴比妥静脉注射,但要注意呼吸抑制和血压下降。

(4)开始第三步治疗后 20 分钟仍持续惊厥,应采用硫喷妥钠等快速诱导麻醉。全身麻醉应在 ICU 监护下进行,监测患者的血压、心率、体温和血氧饱和度,并持续脑电图和脑功能监测,随时观察麻醉下惊厥控制的情况。惊厥控制后,至少维持 24 小时,再缓慢撤药。如惊厥复发,再重新麻醉。

5.防治脑水肿和脑损伤　①20％甘露醇(新生儿用小剂量)、呋塞米、地塞米松或白蛋白。②改进脑细胞代谢:胞二磷胆碱、脑活素、ATP、辅酶 A 等。

6.病因治疗　根据不同病因予以治疗。

7.预防发作　惊厥控制后继续用抗惊厥药

(1)如为癫痫患儿,应按发作类型选药,规律服药 2～4 年,控制发作后再逐渐减药和停药。

(2)为防止短期内再发作,可给予苯巴比妥肌内注射维持,每次 5～10mg/kg。

(3)如本次惊厥由急性脑疾患(脑炎、脑膜炎)引起,可继续用苯巴比妥数月或 1～2 年,每天 3～5mg/kg。

(4)代谢异常所致者,主要纠正代谢紊乱,抗癫痫药仅短期使用。

第二节　小儿脑水肿

脑是人体最重要的器官,脑重量虽占全身重量的 2％左右,但其血流占全身血液循环的 15％,儿童的脑耗氧量为全身耗氧量的 40％,脑组织又是一个半液体器官,水分占 80％,一旦水电解质在脑组织中病理蓄积即成为脑水肿。所谓脑水肿,是指脑组织的水分含量增加引起脑增大的病理改变,增加的水分可位于细胞内或细胞外。脑水肿是儿科临床常见的危重综合征,可直接危害小儿生命中枢,甚至危及患儿生命。

一、临床分型

脑水肿的分类方法尚无统一标准,目前常用的是从病理、病程及病因角度进行分型。

1.病程分型　从病程上,将脑水肿的原因分为急性与慢性两大类。

(1)急性脑水肿:儿科临床最常见的原因为感染、中毒与缺氧。

①急性感染:包括各种颅内感染及全身性感染如中毒性肺炎、中毒性菌痢、败血症及瑞氏综合征等。

②脑缺氧或缺血:包括窒息、溺水、溺粪、急性心力衰竭或呼吸衰竭。

③中毒:食物中毒与药物中毒如维生素 A,维生素 D 等可导致小儿急性脑水肿。

④其他:如惊厥持续状态、水电解质紊乱、中毒、高血压脑病、颅内出血、输液或输血反应等均可导致脑水肿。

(2)慢性脑水肿

①颅内病变:颅内肿瘤、慢性硬膜下血肿、脑脓肿、颅内寄生虫病、脑积水或颅内静脉窦栓塞等。

②全身性疾病：包括脑膜白血病、尿毒症、维生素 A 过量或缺乏、严重贫血、长期静脉高营养、慢性肺部感染均可致慢性脑水肿。

2.病理分型　这是较早且是最经典的分类方法。Klatzo 在 1965 年第一届国际脑水肿会议上,根据神经病学和实验室的观察,将脑水肿分为两种主要类型,即血管源性脑水肿与细胞毒性脑水肿。Fishman 在 1975 年又补充提出了一类间质性脑水肿,使这一分类方法更加完整,且为大多数学者所接受。

(1)血管源性脑水肿：由于脑毛细血管内皮细胞通透性增加,血脑脊液屏障破坏血管内血浆与水分大量向细胞外间隙渗漏导致脑水肿,这类脑水肿称之为血管源性脑水肿,水肿以白质为主,其中星形细胞变化最明显,这是因为脑白质细胞外间隙比皮层及皮层下灰质宽大的缘故。在光镜下可见脑细胞外及血管周围间隙扩大,脑白质内结构疏松,神经纤维离断。电镜下发现血脑脊液屏障的改变主要为血管内皮细胞内吞饮小泡大量增多或有紧密连接的缺损而致脑水肿,脑组织松解。

血管源性脑水肿在临床上常见于脑病、脓肿、出血、梗死和脑外伤,也可见于化脓性脑膜炎。CT 检查在发病后 7 天多数为低密度改变,尔后为密度增高改变。

(2)细胞毒性脑水肿：细胞毒性脑水肿是由于缺氧、缺血、低钠综合征或脑炎等原因引起细胞内依靠三磷腺苷的钠泵功能丧失,钠离子很快积聚在细胞内,并将水分带入细胞内而产生细胞中毒性脑水肿,这种脑水肿可为局限性亦可呈弥散性分布,通常脑灰、白质同时受累。在光镜下,脑组织所有的细胞成分如神经元、毛细血管内皮细胞与星形胶质细胞均肿胀,尤以后者肿胀明显。在电镜下星形胶质细胞呈絮状,线粒体肿胀,嵴变模糊,足突明显肿胀或破裂融合成大片水肿区,在脑水肿晚期可见神经元坏死,出现裸核。在 CT 检查中,细胞毒性脑水肿以弥散性水肿多见,脑室普遍窄小,呈小脑室改变,脑灰白质介面模糊或消失,即 CT 上见脑皮质密度低于或等于脑白质,为密度反转。

(3)间质性脑水肿：任何原因所致脑室系统或蛛网膜下腔脑脊液循环障碍,脑室压力升高与通透性增加,脑脊液经室管膜流向脑室周围白质,以脑室周围白质水肿为主的一种脑水肿类型,称为间质性脑水肿,又称为脑积水性脑水肿。此型中最典型的见于阻塞性脑积水。在脑积水早期可见到室管膜上皮细胞变扁,室管膜下层的脑组织稀疏,轴索、胶质细胞和神经细胞分离,星形细胞肿胀,随着室管膜细胞病变加剧,水肿亦日益明显。在 CT 和 MRI 检查上显示脑室扩大,脑室周围水肿在 CT 上呈带状低密度灶。MRI 上呈长 T_1 和长 T_2 带状信号异常区。长时间间质性脑水肿可导致脑白质脱髓鞘和胶质细胞增生等改变,最后导致脑萎缩。

3.病因分型　根据病因不同可将小儿脑水肿分为感染性脑水肿、缺氧缺血性脑水肿、中毒性脑水肿、外伤性脑水肿等。

(1)感染性脑水肿：因各种急性感染性疾病引起毒血症所导致的脑水肿,包括颅内感染如脑炎、脑膜炎、中毒性脑病及颅外感染如中毒性肺炎、中毒性菌痢、败血症等。此种脑水肿在儿科临床最常见,开始以血管源性脑水肿为主,也常同时发生细胞毒性脑水肿或脑积水性脑水肿,即已发展为混合性脑水肿,后者见于部分严重化脓性脑膜炎及结核性脑膜炎。国内虞佩兰等应用伤寒内毒素颈内动脉注射,制成感染性脑水肿模型。10 分钟处死的兔已有血-脑脊液屏障的破坏,表现为脑组织蓝染。6 小时处死者蓝染加深。脑含水、钠的量显高于对照组,且电镜有血脑脊液屏障损伤与细胞肿胀,证明已发展成为混合性脑水肿。

(2)缺氧缺血性脑水肿:是细胞毒性脑水肿最常见的原因,儿科临床多见于新生儿窒息、严重肺炎与颅内高压症等,此型脑水肿以细胞毒性水肿开始,后期出现血管源性水肿,亦属于混合性脑水肿。

(3)中毒性脑水肿:一些食物、毒物或药物的毒性均可引起小儿中毒而致脑水肿,误服有机磷农药抑制体内胆碱酯酶而体内乙酰胆碱大量蓄积,从而导致惊厥、昏迷及脑水肿,食物中毒有毒蕈、白果、发芽的马铃薯,食后可引起中毒,发生惊厥、脑水肿。此外,维生素过量或对维生素过敏均可致小儿脑水肿与颅内压增高。

(4)外伤性脑水肿:多由颅脑外伤所致病灶周围脑组织水肿,此类水肿以血管源性脑水肿为主,常伴有脑血管扩张或收缩。

二、诊断

1. 原发病的诊断　小儿脑水肿多因严重感染、脑缺氧缺血或颅脑外伤等引起,病情来势凶猛,颅内高压症常与原发性疾病相继或同时出现,临床表现常易被混淆,故根据病史、体征作出原发病的诊断。

2. 脑水肿与颅内高压的临床诊断　国内虞佩兰提出脑水肿及颅内高压的临床诊断,将小儿颅内高压最常见的临床表现归纳为 10 大指征。根据主要指标 1 项、次要指标 2 项以上,可初步作出脑水肿的临床诊断。

(1)主要指征:①呼吸不规律。②高血压:高于年龄×2+100mmHg。③视盘水肿。④瞳孔改变:缩小、扩大或双侧瞳孔不等大及对光反射迟钝等。⑤前囟紧张或隆起。

(2)次要体征:①昏迷。②惊厥。③头痛。④呕吐。⑤静脉推注甘露醇 0.25～1.0g/kg 后,4 小时内症状明显好转。

3. 特殊检查

(1)CT 检查:CT 能直观显示脑水肿及其累及范围和程度,进行脑水肿的定位、定性和定量分析。CT 上脑水肿区显示密度降低,脑水肿愈严重或距离病灶愈近,CT 值降低愈明显。CT 上的占位效应是诊断脑水肿的间接征象,局限性脑水肿表现为局部脑室受压变窄和中线结构移位,弥散性脑水肿脑室系统普遍受压变窄,呈小脑室改变,而无中线移位。CT 增强扫描,脑水肿不出现明显的强化,因而可与强化较明显的病变区分开来。

(2)MRI 检查:MRI 在诊断脑水肿中,比 CT 图像更清晰,发现更多、更早。异常信号即 T_1 加权像呈低信号,T_2 加权像呈高信号,且以 T_2 加权像上显示清楚。

(3)颅脑 B 型超声显像:迄今尚未公认为诊断脑水肿的诊断技术。该技术可显示脑室系统被压情况,能间接了解到脑组织肿胀而诊断脑组织弥散性肿胀,间接推测可能有脑水肿存在。

(4)单光子发射断层扫描(SPECT):SPECT 不仅可以了解脑缺血或充血的病变、部位与形态,还能反映脑局部血流量与脑的代谢状态,对于脑水肿的诊断有一定的价值。

三、治疗

1. 一般治疗　保持安静与卧床休息,以减少耗氧量,有躁动不安或惊厥者,应给予镇静剂与止痉药尽快控制症状。以侧卧位为最佳体位,抬高床头20°~30°,以利于静脉回流,减轻脑水肿,但休克及血压过低者不宜抬高床头。保持呼吸道通畅,并给予氧气吸入。

2.病因治疗 小儿脑水肿病因复杂,故对脑水肿的治疗,应针对其不同的病因采取积极的措施。如控制炎症、恢复脑血液循环、心跳呼吸骤停的及时复苏等,在小儿急性脑水肿中,各种严重感染必须积极地予以治疗,根据血及病灶分泌物的培养选用抗生素。抗生素治疗原则是早用、足量、杀菌、联合、静脉给药。在未明病原菌前,应选用2~3种抗生素联合应用,首剂用量可加倍,疗程根据致病菌不同来决定。

3.小儿脑水肿的药物治疗

(1)脱水疗法

①甘露醇:甘露醇是目前临床上使用最广泛且最有效的高渗性脱水剂。近年来,发现它不但有脱水、利尿、改善微循环的作用,还具有清除氧自由基、减少脑脊液分泌的作用。甘露醇于静脉注射后10分钟发生明显的脱水作用。30分钟作用达高峰,降低颅内压作用持续4~6小时,一般用20%溶液。用量为每次0.5~1g/kg。30分钟内静脉注射完毕,4~6小时一次。合并脑疝者可酌情加大剂量(每次最大不超过2g/kg),可每2小时一次,有心、肺、肾功能障碍者,或婴儿、新生儿则一般每次0.5g/kg,可于45~90分钟静脉滴注,甘露醇无肯定的禁忌证,但心脏功能不全者应慎用,同时甘露醇常可导致水电解质紊乱,故应每天测定电解质与记录出入水量。注射3~6小时后,可有反跳现象。新生儿、幼婴或有出血倾向者,在快速降颅压后,可导致颅内出血。

②甘油:10%甘油也是高渗性脱水剂,疗效好,副作用小,且可提供热量,仅10%~20%无变化地从尿中排出,可减少导致水电解质紊乱与反跳现象,尤其适用于无呕吐的脑水肿或颅内高压的患儿。其降低颅内压的机制可能是提高血浆浓度,使组织水分转移到血浆内,因而引起脑组织脱水。口服或鼻饲甘油每次0.5~1g/kg,每4小时1次,用药后30~60分钟起作用,甘油的副作用很少,可较长期服用。

③白蛋白:20%白蛋白有增加循环血容量和维持血管胶体渗透压的作用,对脑水肿有明显的脱水作用。剂量为每次0.5~1g/kg,加10%葡萄糖稀释至5%,缓慢静脉滴注,每天1~2次。白蛋白尤其适用于新生儿及营养不良患儿。

(2)利尿剂:目前,临床应用的最强的利尿剂是髓袢利尿剂,其中以呋塞米为最常用。呋塞米静脉注射后2~5分钟,口服20~30分钟发生利尿作用,作用持续4~8小时,其通过全身脱水而改善脑水肿。呋塞米与甘露醇合用有协同作用,可减少甘露醇的用量与延长间隔时间,防止反跳现象。且特别适用于脑水肿并发心衰、肺水肿、肾衰患儿,呋塞米用量每次0.5~2mg/kg静脉或肌内注射。根据尿量每天2~6次,呋塞米的毒副作用以水电解质紊乱最常见,故在使用过程中应测电解质与血压,及时补充钠、钾、钙、镁等。

(3)肾上腺糖皮质激素:目前认为肾上腺糖皮质激素通过抑制核转录因子-κB的活性,进一步抑制多种细胞因子、NO等炎症因子的活化及释放,从而改善脑组织的炎症反应,减轻脑水肿。糖皮质激素是唯一有效的作用较长的抗脑水肿制剂,用药后约12小时颅内压明显降低,可持续6~9天,故与甘露醇有协同作用。临床上首选地塞米松,开始每次静脉注射0.5~1mg/kg,4~6小时一次,连用2~4次后,改为每天0.1~0.5mg/kg,根据病情应用3~5天,也可选用氢化可的松,但效果不如地塞米松。地塞米松可抑制机体免疫力而加重或扩散感染,故对感染性脑水肿必须与强有力的抗生素合用。因该药可致上消化道出血,故在大剂量使用时加用胃黏膜保护剂。

(4)其他药物

①氧自由基清除剂:临床常用的有维生素 E 与维生素 C,维生素 C 剂量为每天 0.1g/kg,维生素 E 则为每天 20~30mg/kg,两药合用较单用效果好。

②脑组织代谢激活剂:儿科临床常用的有脑活素、胞二磷胆碱。脑活素剂量为每天 2~5ml 加入 10% 葡萄糖中,静脉滴注,不少于 2 小时滴注完毕。连用 10~15 天,偶有发热的副作用。间隔 7~10 天后,可再用 1~2 个疗程。胞二磷胆碱剂量为每天 125~250mg,加入 10% 葡萄糖 50ml 于 30~60 分钟滴完,10~14 为一疗程,必要时间隔 7 天,再用 1~2 个疗程,其他脑代谢激活剂如细胞色素 C、ATP、泛醌、γ—氨酪酸、吡拉西坦片(脑复康)、盐酸吡硫醇片(脑复新)、都可喜等均可选用。

③纳洛酮:为阿片受体拮抗剂,对脑组织损伤有保护作用,剂量为每天 0.01~0.03mg/kg,静脉滴注,疗程 1~3 天。

4.液体疗法 对于小儿脑水肿应采取"边补边脱"的液体疗法进行补液治疗。分为以下几种情况:①脑水肿合并休克或严重脱水者,应"快补慢脱"以及时纠正休克与脱水,维持正常脑灌注压。②脑水肿合并脑疝或呼吸衰竭者,应"快脱慢补"以防治加重脑水肿。③脑水肿合并休克及脑疝或呼吸衰竭者,应"快补快脱",根据病情随时调整"补"与"脱"的快慢。④应用脱水剂与利尿剂后,尿量增多者,应"快补慢脱",以防发生利尿导致血液量不足、低血压等。⑤脑水肿合并心肌炎、心功能障碍者,应先利尿,再慢补、慢脱,以防加重心脏负荷而导致心力衰竭。⑥新生儿及婴儿脑水肿应先利尿,再慢补慢脱。⑦脑水肿合并尿少或尿闭者,必须首先分辨是因血容量不足还是急性肾衰竭所致。⑧轻症或恢复期脑水肿者,应少补少脱;以上 8 种情况均需使患儿始终保持轻度脱水状态,即眼窝稍下陷,口唇黏膜稍干燥,而皮肤弹性及血压在正常范围内。在治疗过程密切观察病情变化,随时调整输液速度与液体成分。

第三节 神经系统感染性疾病

一、急性细菌性脑膜炎

急性细菌性脑膜炎是由化脓性细菌引起的中枢神经系统急性感染性疾病,又称化脓性脑膜炎,以婴幼儿发病居多。尽管对于本病在抗生素治疗、疫苗及支持疗法方面取得了很大进展,但急性细菌性脑膜炎依然是儿童患病和死亡的主要原因之一。

(一)病因

许多化脓性细菌都能引起本病,但 2/3 以上的患儿是由肺炎链球菌、流感嗜血杆菌和脑膜炎奈瑟菌三种细菌引起。新生儿以大肠埃希菌、B 族溶血性链球菌、葡萄球菌和肠球菌多见;1~3 个月的婴儿以溶血性链球菌、大肠埃希菌、肺炎克雷伯菌、肺炎链球菌多见,3 个月以上婴儿至青少年易发生肺炎链球菌、脑膜炎奈瑟菌、A 族溶血性链球菌和金黄色葡萄球菌脑膜炎。此外,如变形杆菌、铜绿假单胞菌或产气杆菌等亦可引起本病。

(二)诊断

1. 临床表现 发热、头痛、呕吐是年长儿三大主要症状。新生儿及婴儿颅缝未闭,颅内压症状可不明显,而表现为发热或体温不升、易激惹或精神萎靡、面色发灰、拒乳及黄疸等。约20%~30%的患儿可有部分或全身性惊厥发作。部分患儿出现限局性神经系统体征如Ⅱ、Ⅲ、Ⅴ、Ⅶ、Ⅷ对脑神经受累或肢体瘫痪症状。婴儿前囟饱满、颅缝增宽提示颅内压增高。年长儿可有颈抵抗感,布氏征、克氏征等脑膜刺激征,病理反射可阳性。近年来,由于抗微生物治疗的进展,本病的并发症明显减少,但部分患儿延误诊断和治疗,仍可引起硬脑膜下积液、抗利尿激素异常分泌综合征、脑室管膜炎、脑积水等并发症的发生长程发热的患儿要注意合并病毒感染、医院内感染、血栓性静脉炎或药物不良反应等。

2. 辅助检查

(1)血常规:白细胞总数明显增高,可达$(20\sim40)\times10^9$/L,分类以中性粒细胞为主。

(2)脑脊液检查:脑脊液压力增高,外观混浊或脓性,白细胞计数增高,可$>1000\times10^6$/L,以中性粒细胞为主;糖含量显著降低,常<1.1mmol/L,甚至测不出;蛋白质含量增高,常超过1.0g/L,蛋白含量甚高时可能提示有脑脊液循环阻塞。脑脊液涂片革兰染色找到细菌可明确病因,确定病原菌应做细菌培养。

(3)影像学检查:早期做头颅 CT 和 MRI 可与其他疾病鉴别,并可发现脑积水、硬膜下积液或积脓、脑脓肿等并发症。

根据病史、症状与体征和脑脊液的各项检查对本病可以作出诊断,但不典型化脓性脑膜炎应与病毒性脑炎、结核性脑膜炎、隐球菌性脑膜炎等相鉴别。

(三)治疗

1. 抗生素治疗

(1)用药原则:早期、杀菌、足量、足疗程、穿透血-脑脊液屏障、静脉给药为原则。具体抗生素的选择见表2-2。

表2-2 急性细菌性脑膜炎的抗生素选择

常见病原菌	推荐的抗生素
流感嗜血杆菌	头孢曲松、头孢噻肟、头孢呋辛
肺炎链球菌	青霉素G、头孢曲松、头孢噻肟、万古霉素
脑膜炎球菌	青霉素G、头孢曲松
金黄色葡萄球菌	万古霉素、利奈唑胺、头孢噻肟、头孢呋辛、利福平
溶血性链球菌	青霉素G、万古霉素、利奈唑胺
革兰阴性杆菌	头孢噻肟、丁胺卡那霉素

(2)病原菌未明时的初始治疗:这时期治疗,首选头孢曲松钠 100mg/(kg·d)或头孢噻肟钠 200mg/(kg·d),静脉滴注与大剂量青霉素 40~60万 U/(kg·d),分3次静脉滴注或苯唑西林 200~300mg/(kg·d),分3次静脉滴注。

(3)病原菌明确后的治疗和疗程:参照细菌药物敏感实验结果选用抗生素。抗生素疗程依病原菌而确定。流感嗜血杆菌及肺炎链球菌脑膜炎一般静脉用药10～14天;流行性脑脊髓膜炎为7天;革兰阴性杆菌及金黄色葡萄球菌脑膜炎静脉滴注抗生素应在3～4周以上。

2. 及时处理颅内压增高,减轻脑水肿。

(1)20％甘露醇:详见小儿脑水肿。

(2)利尿剂:详见小儿脑水肿。

(3)肾上腺糖皮质激素:目前推荐肾上腺糖皮质激素应该同时或早于抗生素使用,可以缩短发热时限、减少脑脊液蛋白含量以及降低脑膜炎患者听力丧失的风险。临床上首选地塞米松,每次0.15mg/kg,静脉注射,6小时一次,根据病情应用2天。感染性脑水肿可适当延长疗程至3～5天。

(4)白蛋白:详见小儿脑水肿。

3. 对症治疗 对高热者可使用退热药,维持水、电解质平衡,有惊厥者可参照有关章节处理。有昏迷和呼吸衰竭者要保证充足供氧,保持呼吸道通畅,必要时使用人工机械通气。

4. 并发症的治疗

(1)硬膜下积液:积液多时应反复进行穿刺放液,一般每次不超过20～30ml,必要时进行外科处理。

(2)脑室管膜炎:可作侧脑室控制性引流,减轻脑室内压,并注入抗生素。

(3)抗利尿激素异常分泌综合征:适当限制液体入量,酌情补充钠盐。

(4)感染性休克:暴发型流行性脑脊髓膜炎易导致感染性休克,在及早使用抗感染、扩容、纠酸、强心的同时,应及时使用血管活性药物,迅速纠正休克。首选山莨菪碱(654-2),每次0.3～0.5mg/kg,重者可用1mg/kg,每隔10～15分钟静注1次,见面色转红,四肢温暖,血压上升后,每隔30～60分钟给药1次,直至血压正常,病情稳定。之后逐渐减少剂量,延长给药时间至停药。亦可使用多巴胺,剂量为每分钟2～6μg/kg,根据病情调整药物浓度及速度。如休克未纠正,且伴有肺底出现湿啰音时可考虑应用酚妥拉明,每次0.3～0.5mg/kg(最大剂量不超过10mg,静脉滴注,每天2～3次)。

二、病毒性脑炎和脑膜炎

病毒性脑膜炎和脑炎是指由各种病毒感染引起的颅内急性炎症的临床综合征。病毒性脑膜炎主要引起软脑膜弥漫性炎症,病毒性脑炎主要累及脑实质。

(一)病因

大多数病毒性脑膜炎和脑炎由肠道病毒引起,主要包括柯萨奇病毒及埃可病毒等。其次为虫媒病毒、单纯疱疹病毒、腺病毒、腮腺炎病毒和其他病毒等。中枢神经系统的损伤主要是由于病毒的直接侵犯神经组织或宿主对病毒抗原的反应所引起的。

(二)诊断

诊断主要依据非特异性前驱症状、进行性的中枢神经系统的临床表现及辅助检查。

1. 临床表现

(1)病前常有呼吸道感染或消化道症状等前驱症状。起病急性或亚急性,有发热、头痛、呕吐、腹泻等。

(2)神经精神症状表现为进行性意识障碍、颅内压增高、惊厥等,也可表现为记忆力减退、幻听、幻视等精神障碍。瘫痪主要为上运动神经元性瘫痪,锥体束征阳性。可有伴随症状如柯萨奇或埃可病毒引起者可出现皮疹,流行性腮腺炎可伴有腮腺肿大或近期有过腮腺肿大,单纯疱疹病毒可有口唇、皮肤疱疹。

2.辅助检查

(1)脑脊液检查:外观清亮,压力正常或稍高,细胞数在$(0\sim500)\times10^6$/L,以单核细胞占优势,蛋白质正常或轻度增加,糖及氯化物正常。取咽拭子及脑脊液进行病毒分离作出病原学诊断。早期及恢复期血清检查可疑病毒的抗体测定为阳性可提示诊断。

(2)脑电图:可见弥漫性慢波活动,也可见到尖波、棘波、尖棘波等。

(3)头颅CT和MRI:可显示脑水肿改变、限局性低密度影等。颞叶的信号改变常常提示单纯疱疹病毒感染。

3.诊断标准　诊断主要依据非特异性前驱症状、进行性的中枢神经系统的临床表现及实验室检查。注意与不规则治疗后的化脓性脑膜炎、脑脓肿、硬膜下或硬膜外积脓、脑肿瘤、脑寄生虫病等疾病相鉴别。

(三)治疗

1.对症治疗　高热予以物理降温及药物降温,惊厥者新生儿首选苯巴比妥静脉滴注,婴幼儿及年长儿首选地西泮静注,注意注射速度。

2.减轻脑水肿　详见小儿脑水肿。

3.抗病毒治疗

(1)阿昔洛韦:该药为核苷类似物,其在感染细胞内病毒胸苷激酶作用下磷酸化成单磷酸型,再由细胞激酶转变成三磷酸型而活化,活化的阿昔洛韦三磷酸能与三磷酸鸟苷竞争病毒DNA多聚酶,从而干扰病毒DNA复制。静脉用阿昔洛韦治疗单纯疱疹病毒(HSV)脑炎有肯定的疗效。剂量为每次$5\sim10$mg/kg,8小时/次,静脉注射连用$14\sim21$天。不良反应有腹泻、头痛、恶心、呕吐等,还可致转氨酶和肌酐升高,以及血细胞减少。

(2)更昔洛韦:为开环核苷类似物。更昔洛韦抗单纯疱疹病毒作用是阿昔洛韦的数十倍。通过竞争性抑制病毒DNA聚合酶及直接掺入病毒DNA,终止病毒DNA链的延长,从而抑制疱疹病毒复制。剂量为每次$3\sim5$mg/kg,静脉滴注,12小时/次,连用$14\sim21$天。不良反应主要包括肾功能损害、粒细胞减少和血小板减少,但更昔洛韦诱导的粒细胞减少与剂量有关且为可逆性的,一般在停药后$5\sim7$天内恢复,重者可给予粒细胞集落刺激因子治疗。

4.其他治疗

(1)干扰素:有广谱抗病毒活性,可用α-干扰素,每天100万U肌内注射,连用$3\sim7$天;也可用β-干扰素治疗。

(2)转移因子:可使淋巴细胞致敏转化为免疫淋巴细胞,剂量为1U皮下注射,每周$1\sim2$次。

三、隐球菌脑膜炎

隐球菌脑膜炎是新型隐球菌感染引起的亚急性或慢性脑膜炎,属深部真菌感染,占隐球菌感染的 80%，往往脑膜和脑实质同时受累，可发生脑脓肿、肉芽肿或囊肿。

(一)病因

隐球菌广泛存在于自然界中，主要在土壤和鸽粪中，鸽子是重要传染源。隐球菌颅内感染易发生于免疫功能低下者，一般认为隐球菌可随尘埃吸入呼吸道，甚至可到达肺泡，通过呼吸道和破损的皮肤侵入体内，而后经血液循环到达中枢神经系统，亦不排除从鼻腔经嗅神经及淋巴管侵犯脑膜之可能。

(二)诊断

诊断根据临床表现及脑脊液中查到隐球菌可确定诊断。

1.临床表现

(1)多数患儿呈亚急性起病，免疫功能低下者起病可急剧，通常病情进展缓慢，开始为轻度间歇性头痛，逐渐加重，以后变为持续性痛，多伴有程度不等的发热、恶心、呕吐，重者嗜睡、昏迷，部分病例临床治愈后 1~2 年又复发。

(2)神经系统体征有颈抵抗，克氏征、布氏征阳性，约 1/3 病例有病理反射和脑神经受累，以视神经受累最常见，视力减退，重者失明。颅内压增高，脑积水较多见，如不经治疗，多在病后 3~6 个月病情恶化，运动障碍，抽搐，昏迷，最后死于脑疝。

2.辅助检查

(1)脑脊液检查：压力增高($>200mmH_2O$)，外观正常或微混。白细胞数增多，以淋巴细胞为主。糖和氯化物明显减少。蛋白含量增高。

(2)病原菌检查：脑脊液检出隐球菌是确诊的关键。取脑脊液标本少许置玻片上，进行印度墨汁染色，以检出新型隐球菌。脑脊液琼脂糖培养发现隐球菌也有确诊价值。

(3)抗原检查：乳胶凝集实验用来检测脑脊液新型隐球菌荚膜多糖抗原，具有诊断意义。

(4)影像学检查：头颅 CT 或 MRI 检查可发现脑膜炎和脑膜脑炎的各种原发和继发的影像学表现。

3.诊断要点　临床表现及脑脊液中查到隐球菌可确定诊断。隐球菌脑膜炎需与结核性脑膜炎、脑脓肿、化脓性脑膜炎、囊虫性脑膜炎、颅内肿瘤进行鉴别。临床上在未找到隐球菌之前，特别是肺内有隐球菌病灶的病例最易与结核性脑膜炎混淆。

(三)治疗

1.抗真菌治疗

(1)两性霉素 B：宜从小剂量开始，每天 0.1mg/kg，如无不良反应，渐增至每天 1~1.5mg/kg，疗程 1~3 个月。静脉注射时用 5% 葡萄糖液稀释，浓度不超过 0.05~0.1mg/ml，缓慢静脉滴注，每剂不少于 6 小时滴完。浓度过高易引起静脉炎，滴速过快可发生抽搐、心律失常、血压骤降，甚至心跳停搏。两性霉素 B 对肝、肾、造血系统有一定毒性，可能出现恶心、呕吐、腹痛、发热、寒战、头痛、头晕、贫血、血小板减少、血栓性静脉炎等副作用。为减轻副作用，可于治疗前 30 分钟及治疗后 3 小时，给予阿司匹林，严重者静脉滴注氢化可的松或地塞米松。用药期间，每隔 3~7 天检查血、尿常规及肝、肾功能。

鞘内或脑室内注射适用重症病例。儿童鞘内注射，首次 0.01mg，用蒸馏水(不用 0.9% 氯化钠溶液)稀释,浓度不超过 0.25mg/ml(偏稀为宜)或将药物与腰穿时引流出的脑脊液 3～5ml 混合后一并缓慢注入。以后每天 1 次,剂量渐增,约 1 周内增至每次 0.1mg,以后每隔 1～3 天增加 0.1mg,直至每次 0.5mg 为止,不超过 0.7mg。疗程一般约 30 次,如有副作用可减量或暂停用药。

(2)5-氟胞嘧啶:多与两性霉素 B 等联合应用。当两者合用时两性霉素 B 剂量稍减 5-氟胞嘧啶常用剂量为 50～150mg/(kg·d),分 3～4 次口服。

(3)其他抗真菌药:如氟康唑,>3 岁,每天 3～12mg/kg,一次顿服或静脉滴注。

2.降颅压　20％甘露醇 0.25～1g/kg,甘油果糖等。

3.支持疗法　因病程长,病情重,全身消耗大,注意营养支持治疗,预防肺部及泌尿系感染。

四、急性中毒性脑病

急性中毒性脑病是比较常见的一种神经系统病变,主要表现为在原发病的过程中,突然出现中枢神经系统症状。

(一)病因

多见于小儿肺炎、痢疾、脓毒症等,其他如猩红热、白喉、伤寒、肾盂肾炎、疟疾等也可伴有显著的脑部症状。另外,一些药物或毒物如铅、砷、一氧化碳、汞、酒精等也可引起类似症状。由于这些疾病所产生的不同毒素对中枢神经系统的作用,所以严重影响脑功能。

(二)诊断

1.临床表现

(1)本病大多侵犯 1～3 岁的小儿,并且病情较严重。多在原发病后几天或 1～2 周内出现脑部损伤症状。由于原发病不同,临床表现多种多样。发病大多骤起,突然出现高热、头痛、呕吐、烦躁或嗜睡、肢冷、面色苍白、尿少、惊厥或昏迷。

(2)体查可见前囟膨隆,瞳孔可能扩大,对光反射迟钝、眼底可见小动脉痉挛。常有全身强直性肌痉挛,偶有一侧或双侧肢体瘫痪。可见脑膜刺激征。少数患儿出现小脑症状。

2.辅助检查

(1)脑脊液检查:脑脊液是排除脑膜炎和脑炎的主要根据。急性中毒性脑病时脑脊液压力常明显增高,细胞不高,蛋白偶有轻度增高。

(2)三大常规检查:变化与原发病有关。

(3)头颅 CT 和 MRI:对怀疑颅内原发疾病者可考虑。

3.诊断要点　根据急性感染的病程中,突然出现高热头痛、呕吐、烦躁不安、谵妄、惊厥及昏迷等症状,结合脑脊液变化可确证。注意与高热惊厥、病毒性脑炎、化脓性脑炎及瑞氏综合征等疾病鉴别。

(三)治疗

1.积极治疗原发病。

2.对症治疗　如退热、止惊。

3.减轻颅高压。

4. 纠正脱水及酸中毒。

5. 加强护理,保持呼吸道通畅,补充能量等。

五、Reye 综合征

瑞氏综合征(Reye snydrome)于 1929 年由 Brain 最早描述,1963 年由 Reye 等报告 21 例本病而命名。本病的病理特征以急性脑水肿和弥漫性肝脏为主的内脏脂肪变性,临床主要表现为急性颅内压增高,实验室显示肝功能异常。

(一)病因

引起瑞氏综合征的原因尚不完全清楚,本病的发病与服用阿司匹林有明确的关系。本病发病前多有上呼吸道病毒感染或消化道前驱感染,流感和水痘患儿使用阿司匹林等水杨酸药物能诱发本病已有肯定的结论。同时一些药物、毒物和重金属的中毒也会引起本病。目前认为本病是感染与药物、毒物中毒综合因素的结果。其致病特点是广泛的急性线粒体功能障碍。

(二)诊断

1. 临床表现 多数患儿年龄在 4~12 岁间,6 岁为发病高峰,农村较城市多见。患儿经历数天上呼吸道感染、水痘或消化道前驱感染等前驱疾病,症状已减轻或消退后突然出现频繁呕吐,间或有咖啡色呕吐物,随后很快出现进行性意识障碍、惊厥及颅内压增高,以致在数小时内进入昏睡、昏迷至深度昏迷,重者可见去大脑强直,表现为四肢强直性伸展,颈向后仰,甚至角弓反张。若出现呼吸节律不规则或瞳孔不等大,要考虑并发脑疝。患儿若表现为瞳孔对光反射迟钝,瞳孔先缩小而后散大,提示病变进行性加重,预后不良。本病患儿一般无神经系统定位体征,肝病症状轻微,可有肝大,但也可不大,虽然肝功能明显异常但临床无明显黄疸表现。婴幼儿临床表现不典型,主要特点为呕吐少或无,易合并低血糖;惊厥发生早而频繁;中枢性呼吸衰竭症状突出。患儿多于 48 小时内死亡,其中以 2 岁以下婴幼儿死亡率最高。

2. 辅助检查

(1)血常规:白细胞计数增高,分类计数以中性粒细胞为主并可有核左移,血小板计数正常。

(2)肝功能:肝功能异常包括转氨酶增高、血氨增高、血糖降低及凝血功能障碍。

(3)脑脊液检查:除压力增高外无其他异常。

(4)其他血生化检查:可有代谢性酸中毒、血清淀粉酶及肌酸磷酸激酶升高、高乳酸血症、高丙酮酸血症、低胆固醇血症和总血脂减少等变化。

3. 诊断标准 本病诊断可根据下列 4 项标准:①急性非炎性脑病,脑脊液检查除压力增高外无其他异常。②一过性肝功能异常,转氨酶、血氨或凝血酶原正常上限值大于 3 倍以上。③肝脂肪变性。④不能用其他原因解释者。

(三)治疗

1. 积极治疗脑水肿 是成功抢救本病及改善预后的关键。甘露醇、呋塞米及肾上腺皮质激素联合使用。20% 甘露醇降低颅内压,每次 1g/kg,每 4~6 小时一次。呋塞米每次 0.5~2mg/kg,静脉或肌内注射,根据尿量每天 2~4 次。地塞米松每次 0.5~1mg/kg,静脉注射,4

~6小时一次,用2~4次后,减量至0.1~0.5mg/kg,用3~7天。危急患者可用人工机械过度换气,使 $PaCO_2$ 降低至20~25kPa,可使颅内压显著下降。

2. 纠正代谢紊乱 本病患者均存在糖原短缺,应保持正常血糖水平,开始静脉注射10~15%葡萄糖溶液,必要时加用适量胰岛素。维持水、电解质平衡,纠正可能存在的代谢性酸中毒和呼吸性碱中毒。补充支链氨基酸,用量为20ml/(kg·d),静脉滴注,以纠正支链氨基酸和芳香族氨基酸的比例失调,维持脑功能。

3. 控制惊厥 可用苯巴比妥5~10mg/(kg·d),该药除控制惊厥外,还有减少脑组织代谢率,对大脑起保护作用。治疗中避免使用水杨酸或酚噻嗪类药物。

4. 防治出血 补充维生素 K_1 5~10mg,肌内或静脉注射。输注新鲜血或血浆补充凝血因子。

六、脑脓肿

脑脓肿通常是指化脓性细菌感染引起的化脓性脑炎、脑化脓及脑脓肿包膜形成,少部分也可是真菌及原虫侵入脑组织而致,是一种严重的颅内感染性疾病。

(一)病因

1. 病原 常见的致病菌为金黄色葡萄球菌、变形杆菌、大肠埃希菌和链球菌。

2. 感染途径 常见的感染途径有以下几种:

(1)血行播散:多由于颅外部位感染,细菌栓子经动脉血行播散到脑内而形成脑脓肿。多分布于大脑中动脉供应区、额叶、顶叶,有的为多发性小脓肿。原发感染灶常见于肺、胸膜化脓性感染、先天性心脏病、感染性心内膜炎、皮肤疖痈、骨髓炎等。

(2)邻近组织感染直接蔓延:以中耳炎、乳突炎、鼻窦炎最常见。此类脑脓肿多位于感染灶的邻近部位,如耳源性脑脓肿多位于病灶同侧的颞叶或小脑,鼻源性脑脓肿多位于额叶底面。

(3)损伤:多见于开放性脑损伤或手术后。致病菌经创口直接侵入,或异物、碎骨片进入颅内而形成脑脓肿。

(4)隐源性感染:指临床上无法确定感染来源的,实际也多为血源性。这可能是由于原发感染的症状不明显或短期内感染自愈而被忽略。

血源性感染者以金黄色葡萄球菌最常见;鼻源性感染以咽峡炎链球菌多见;耳源性感染以厌氧链球菌、变形杆菌、肠杆菌多见;外伤性感染以金黄色葡萄球菌和肠杆菌最多见。由于抗生素广泛应用,急性化脓性中耳炎、乳突炎发病明显降低,隐源性及血源性脑脓肿比例相对增高。

(二)病理

脑脓肿的病理改变是一个发生发展的连续过程,通常将其分为以下三个阶段:

1. 急性脑炎阶段(1~3天) 感染局部出现白细胞浸润、水肿、渗血以及发生栓塞性脉管炎,进而出现多个软化坏死灶,中央开始有液化。脑组织炎性细胞浸润部位不易与周围的组织区分开,无明显的脓肿形成。此时,患儿有明显的全身感染症状,如发热、寒战、头痛等。

2. 化脓阶段(4~13天) 病灶软化坏死加剧,范围扩大、融合、液化。大量结缔组织增生,围绕脓腔有成纤维细胞形成的不甚明显的脓肿包膜和不规则的肉芽组织,形成一个界限不清楚的肉芽组织包围圈,其中有大量的中性粒细胞浸润,脓液明显增多,周围有明显水肿和新生血管出现。此时患儿的全身感染症状逐渐好转,体温也趋于正常。

3.脓肿包膜形成阶段(14天左右)　液化周围的肉芽组织纤维化,变成分界明确的脓肿包膜,液化腔内盛满脓液。包膜形成后周围的水肿即逐渐减轻。显微镜下可见脓肿壁分为三层:内层为化脓性渗出物、肉芽组织、新生血管和中性粒细胞浸润;中层为大量结缔组织;外层为神经胶质增生带和水肿脑组织。脑脓肿包膜形成的快慢及其厚度取决于致病菌的种类、毒力及机体抵抗力和抗菌药物治疗的情况。一般脓肿包膜在1~2周内初步形成,3~8周完全形成。

(三)诊断

1.临床表现

(1)感染症状:急性脑炎期可出现发热、食欲缺乏、头痛、呕吐、乏力等症状,血常规白细胞及中性粒细胞比值增高,可见脑脊液外观混浊,细胞数增多。

(2)颅高压症状:可在急性脑炎期出现,多数在脓肿形成后出现,表现为热退后仍有头痛、呕吐,头痛呈持续性,伴阵发性加重,查体可见视盘水肿。

(3)局灶性症状:根据脓肿所在部位的不同而出现各种相应的症状。如颞叶脓肿出现感觉性失语和对侧偏盲;额叶脓肿常出现性格改变、表情淡漠、记忆障碍、癫痫发作等症状;小脑脓肿出现水平性眼球震颤、共济失调等。

此外,脑脓肿在临床上还容易发生两种危象,即脑疝和脑脓肿破裂,两者均可出现病情急剧恶化甚至死亡。颞叶脓肿易引起沟回疝,小脑脓肿易引起枕骨大孔疝。脓肿接近于脑表面或脑室时,可自动或因用力等原因破裂入蛛网膜下腔或脑室,表现为突然高热、昏迷、抽搐,血象和脑脊液白细胞剧增,如不及时救治则迅速死亡。

2.辅助检查

(1)脑脊液检查:本病脑脊液压力多数增高,在急性脑炎阶段,脑脊液细胞数增多,糖降低,脓肿形成后细胞数逐渐减少甚至正常,蛋白定量可轻度增高。

(2)头颅X线平片:有助于发现脓肿的原发病灶,如耳源性脑脓肿可发现颞骨岩部骨质破坏和乳突气房消失。鼻源性脑脓肿可见鼻窦的炎症改变。外伤性脑脓肿可发现颅内碎骨片或异物。

(3)CT及MRI检查:脑脓肿的CT及MRI改变因病变的发展阶段而异。

①急性脑炎期:CT表现为形态不规则、边界不清、密度不均匀的低密度区,增强后可见有斑点状或脑回样强化;MRI在T_1WI上表现为边界不清的低信号,T_2WI上为片状高信号,与周围水肿区融为一体,呈不规则强化。

②化脓期:CT表现为不规则低密度,密度不均匀,无环状影,病灶周围水肿明显,可引起中线移位,增强后有不规则环形强化;MRI在T_1WI上为低信号,T_2WI上为高信号,增强后呈不规则强化。

③脓肿包膜形成期:CT可见病灶中心为均匀低密度,周围为环形高密度,增强后环形影

明显增强,厚薄较均匀;MRI 显示包膜在 T_1WI 为等信号或略高信号,T_2WI 上呈高信号,增强后表现为完整、厚度较均匀的环形强化。

对于有发热感染症状及颅高压和(或)神经系统局灶定位症状的患儿,应询问及检查有无中耳炎、乳突炎、鼻窦炎、脓毒败血症等化脓性感染病灶及病史;有无发绀型先心病、感染性心内膜炎、头部开放性外伤或手术史。再结合脑脊液及影像学检查可作出诊断。

(四)治疗

多数病例采用内外科联合治疗的方法。

1.药物治疗　适用于感染早期脓肿包膜未形成时,或血源性感染的多发小脓肿,以及不能耐受手术者。给予积极抗感染和控制脑水肿等治疗。在病原菌结果未出或检查结果阴性时,可根据脑脓肿的发病原因、病变部位、病原菌出现几率推测可能的致病菌,并予以经验性用药。如耳源性脑脓肿以厌氧链球菌和变形杆菌、肠杆菌感染为多,心源性脑脓肿以链球菌和金黄色葡萄球菌为多,外伤性脑脓肿以金黄色葡萄球菌为多等。头孢曲松钠(头孢三嗪)或头孢噻肟加甲硝唑常用于治疗中耳炎、乳突炎、鼻窦炎或发绀型先心病相关的脑脓肿;如果考虑葡萄球菌感染(如脑外伤、瓣膜修复术伴发心内膜炎等所致脑脓肿),主张选用万古霉素加三代头孢(也可加用甲硝唑)治疗。静脉抗生素的疗程应持续 6~8 周,单发脓肿完全切除者,疗程可酌情缩短至 3~4 周。同时需注意原发感染灶及原发病(如先心病)的治疗。抗生素治疗无效时应考虑是否为真菌、厌氧菌、原虫或混合感染所致的脑脓肿。

2.手术治疗

(1)脑脓肿穿刺术:适用于各部位单发的脓肿。

(2)脑脓肿引流术:适用于单发的厚壁脓肿估计需要多次穿刺者。

(3)脑脓肿手术切除:对脓肿包膜形成完好,位于非重要功能区者;多房或多发性脑脓肿;外伤性脑脓肿含有异物或碎骨片者,均适于手术切除。

第四节　神经系统其他疾病

一、癫痫

癫痫(epilepsy)是由多种原因导致脑内神经元群过度放电引起的暂时性脑功能障碍综合征,具有发作性、自限性及重复性的特点。根据有关神经元异常放电的部位、范围、功能障碍可表现为运动、感觉、行为、自主神经等不同障碍,或为局灶性,或为全面性;伴有脑电波的变化癫痫是小儿时期的常见病,多以 10 岁前开始发病,癫痫的发病率在国外为 5.2‰~8.1‰,国内为 3.5‰~6.5‰。

(一)病因

按照病因,将癫痫分为原发性癫痫和继发性癫痫两大类。

1.原发性癫痫　又称特发性癫痫。本类患者的脑部未发现结构的病理改变或代谢异常,而与遗传因素有密切的关系,例如伴中央－颞区棘波的良性儿童癫痫是常染色体显性遗传病;少年肌阵挛癫痫是常染色体隐性遗传病;良性家族性新生儿惊厥也是一种常染色体显性遗传病,是由于钾离子通道基因 KCNQ2 和 KCNQ3 突变引起的。

2.继发性癫痫　即症状性癫痫,见于脑部有器质性、结构性病变和引起脑组织代谢障碍的一些全身性疾病。

(1)颅内疾病

①先天性畸形:如染色体畸变、先天性脑积水、脑穿通畸形、脑皮质发育不全等。

②颅脑外伤:颅脑产伤是新生儿或婴儿期癫痫的最常见病因。

③感染:中枢神经系统的病毒、细菌、原虫、寄生虫及霉菌所致的脑炎、脑膜炎或脑脓肿。

④脑部其他疾患:如颅内肿瘤、脑血管病、结节性硬化症、脱髓鞘疾病等。

(2)颅外疾病

①各种缺氧性疾患引起的脑损伤:如心肺疾患、窒息、休克、一氧化碳中毒,严重或频繁性热性惊厥等。

②代谢内分泌疾病:如苯丙酮尿症、脂质累积症、半乳糖血症、水电解质紊乱、维生素缺乏、甲状旁腺功能减退等。

③中毒:以药物、毒物、重金属为多见。

(二)分类

癫痫发作是指发作时的临床表现,包括脑电图的改变。由于癫痫发作形式多样,将复杂形式的癫痫发作进行分类有利于临床上的诊断和治疗。2009 年,国际抗癫痫联盟提出了关于癫痫发作和癫痫综合征的最新建议。

1.癫痫发作类型

(1)全面性发作:①强直-阵挛性发作(可以任何形式组合)。②失神发作:典型失神、不典型失神、伴特殊形式的失神。③肌阵挛失神发作。④眼睑肌阵挛发作。⑤肌阵挛发作:肌阵挛、肌阵挛失张力、肌阵挛强直。⑥阵挛性发作。⑦强直性发作。⑧失张力性发作。

(2)局灶性发作:①无意识或知觉损伤:伴有可见运动或自主神经成分。大致相当于"简单部分性发作"的概念;仅有主观的感觉或精神症状,相当于"先兆"。②有意识或知觉损伤:大致相当于"复杂部分性发作"的概念。③演变为双侧的惊厥性发作:包括强直、阵挛或强直和阵挛成分。代替"继发性全面性发作"一词。

(3)不确定的发作:癫痫性痉挛。

2.癫痫综合征分类　2009 年国际抗癫痫联盟采用了"电-临床综合征"这一术语,电-临床综合征是临床表现、症状和体征的综合体,能更精确地表述癫痫综合征。综合典型的发病年龄、特异的 EEG 特征、发作类型和其他表现,能够得出特异性诊断,诊断进而又能够对治疗、处理和预后起指导作用。

(1)根据起病年龄排列的电-临床综合征:

①新生儿期:良性家族性新生儿癫痫(BFNE);早期肌阵挛脑病(EME);大田原综合征。

②婴儿期:伴游走性局灶性发作的婴儿癫痫;West 综合征;婴儿肌阵挛癫痫(MEI);良性婴儿癫痫;良性家族性婴儿癫痫;Dravet 综合征;非进行性疾病中肌阵挛脑病。

③儿童期:热性惊厥附加症(FS+),可起病于婴儿期;Panayiotopoulos 综合征;肌阵挛失

张力(以前称站立不能性)癫痫;伴中央颞区棘波的良性癫痫(BECT);常染色体显性遗传夜间额叶癫痫(ADNFLE);晚发性儿童枕叶癫痫(Gastaut 型);肌阵挛失神癫痫;Lennox－Gastaut 综合征;伴睡眠期持续棘慢波的癫痫性脑病(CSWS);Landau－Kleffner 综合征(LKS);儿童失神癫痫(CAE)。

④青少年－成年期:青少年失神癫痫(JAE);青少年肌阵挛癫痫(JME);仅有全面强直－阵挛发作的癫痫;进行性肌阵挛癫痫(PME);伴有听觉表现的常染色体显性遗传性癫痫(ADPEAF);其他家族性颞叶癫痫。

⑤与年龄无特殊关系的癫痫:部位可变的家族性局灶性癫痫(儿童至成人);反射性癫痫。

(2)其他类型的癫痫综合征

①独特的群组癫痫:伴有海马硬化的颞叶内侧癫痫(MTLE 伴 HS);Rasmussen 综合征;伴下丘脑错构瘤的痴笑性发作;半侧惊厥－半侧瘫－癫痫。不符合上述任何诊断类型癫痫,区分的基础首先要明确是否存在已知的结构异常或代谢情况(假定原因),而后是发作开始的主要形式(全面性相对于局灶性)。

②由于脑结构－代谢异常所致的癫痫:皮质发育畸形(半侧巨脑回、灰质异位等);神经皮肤综合征(结节性硬化、Sturge－Weber 等);肿瘤、感染、创伤、血管瘤、围生期损伤、卒中等。

③原因不明的癫痫。

④可不诊断癫痫的痫性发作:良性新生儿惊厥(BNS);热性惊厥(FS)。

(三)诊断

癫痫的临床表现多种多样,具有慢性、发作性和重复性等特点,故对于癫痫的诊断要依靠详尽的病史、体格检查和脑电图等实验室检查。应特别注意该病与偏头痛、屏气发作、交叉擦腿发作、抽动症等相鉴别。

1.病史 注意尽可能地采集可靠而详细的病史,可请家长详细描述见到的一次完整发作。包括患儿发作的起始年龄、诱因、发作频度、持续时间、发作间期与发作后表现,还要注意询问有无头颅外伤史、颅脑疾病史、毒物、药物接触史及预防接种史。个人史中的母亲妊娠史、产伤窒息史、生后颅内感染、外伤、热性惊厥和其他惊厥病史也应仔细询问,部分患儿家族中有癫痫或惊厥病史。

2.体格检查 可无特殊发现。但在继发性癫痫中,也可发现与基础疾病相关的异常体征。在严重和长期发作的患儿,还可因惊厥性脑损伤引起神经精神功能的退行性表现。

3.实验室检查

(1)脑电图检查:脑电图是诊断癫痫的最重要的实验室指标。癫痫的典型异常脑电图应见到癫痫样波,包括棘波、尖波、棘(尖)慢综合波。但非特异性异常,如慢波增多、轻度不对称等,均不能诊断为癫痫。背景活动异常,可能提示同时存在有脑部器质性病变。小儿过度换气中高波幅慢波节律性暴发,或思睡及觉醒中高波幅慢波节律性暴发均为小儿正常生理现象,并非异常脑电图,在临床上应予区别。某些图形对癫痫发作类型的判断有帮助,大多数婴儿痉挛具有特征性高幅失律脑电图,失神发作可见对称的同步的 3Hz 棘慢复合波,Lennox－Gastaut 综合征常有≤2.5Hz 的慢－棘慢复合波。也有部分癫痫患儿,在发作间脑期脑电图检查正常,所以不能单凭一两次脑电图正常而排除癫痫。通过过度换气、睡眠诱发或24小时动态脑电图可提高脑电图异常的阳性率。

(2)影像学检查:头颅CT及MRI对癫痫的病因诊断有较大帮助,特别对于局限性部分性发作,可以发现某些小脓肿、肿瘤、先天畸形的存在,MRI更优于CT,同时可以做SPECT,进行功能性的癫痫定位及功能性判断,在癫痫发作期癫痫部位做功增加,放射性显影增加,在癫痫发作间歇期,癫痫部位做功抑制,放射性显影减少。

(四)治疗

1.病因治疗　有电解质紊乱如低钠血症、低钙血症或低血糖者要针对病因予以处理。维生素B_6缺乏者要静脉补充。对颅内肿瘤首先选择手术治疗,待病变切除后继续服用抗癫痫药物。

2.药物治疗　对于癫痫患儿应合理使用抗癫痫药物,药物治疗过程中应该掌握以下原则:

(1)药物治疗原则

①尽早治疗:对已有多次发作的病例或有癫痫持续状态发作的患儿,一旦诊断,应立即开始治疗,越早开始规则治疗,其成功率越高,但对首次发作者,若非严重发作,且不存在中枢神经发育异常,可等待第二次发作再治疗。

②根据发作类型选药:对强直-阵挛发作、失神发作、肌阵挛、失张力发作,均可首选丙戊酸钠,剂量每天15~40mg/kg口服,分2~3次;次选托吡酯,一般从每天1mg/kg开始,每天给药1~2次,逐步增加至3~5mg/kg口服;或拉莫三嗪,推荐剂量为每天2~8mg/kg,分2次口服氯硝西泮,剂量为每天0.05~0.2mg/kg。对局灶性发作,可首选卡马西平,常用剂量为每天10~30mg/kg;次选左乙拉西坦,初始剂量为每天10~20mg/kg,目标剂量为每天40~60mg/kg。奥卡西平,初始剂量为每天5~10mg/kg,目标剂量为每天20~40mg/kg。苯巴比妥,一般剂量每天3~5mg/kg。对婴儿痉挛可首选ACTH,一般每天用20~40U,肌内注射,疗程4~6周;次选氯硝西泮片(氯硝安定)、丙戊酸钠、氨己烯酸Lennox-Gastaut综合征可首选丙戊酸钠、苯二氮䓬类,亦可选用托吡酯、拉莫三嗪、氨己烯酸、唑尼沙胺,也有用ACTH及泼尼松(强的松)。大田原综合征可使用卡马西平、丙戊酸、苯巴比妥、氯硝西泮等,但疗效均差;亦可试用抗癫痫药托吡酯、拉莫三嗪。

③单药治疗:除部分顽固性病例或混合发作者外,尽量只用一种抗癫痫药物控制发作,以减少药物间的相互影响及潜在毒性。同时,临床上一种药物治疗效果不佳时,可增加第二种药物,待新药达到治疗浓度时,再逐渐停旧药。

④剂量个体化:从小剂量开始,依据治疗效果、患儿的反应及血药浓度增加或调整剂量,要注意临床上的推荐剂量对大部分病例是合适的,但少数患儿用此剂量可能达不到治疗效果或未达此剂量即出现中毒反应,故应定期复查随访,根据病情,及时调整剂量及监测药物的毒副作用,定期查血常规、肝功能。

⑤坚持长期规则服药:一旦控制发作,即要长期规则服药,以减少复发的可能性。一般在服药后完全不发作2~4年,然后经过1~2年的减药过程才能停药。少数患儿可能须终生

服药。

3.手术治疗

(1)儿童期癫痫外科治疗的适应证

①药物难以控制的顽固性癫痫:经药物充分治疗2年以上,仍不能控制发作,发作每月3~4次或以上,病程3~4年;年龄一般在青春期后。

②癫痫导致患儿出现神经发育迟滞或智能障碍。

③有定位明确的可切除的单侧局部癫痫灶和皮质异常区。

(2)外科手术方法:切除儿童致痫灶的常用手术方法有大脑半球切除术,局灶、脑叶和多个脑叶切除术,颞叶切除术及胼胝体切开术等。

(3)手术后治疗:在围术期应及时使用对患儿有效的抗癫痫药物,并且儿童癫痫手术后要常规应用抗癫痫药物治疗。术后用药的疗程一般至少2~3年,部分患者可能将终身服药。确实无发作、脑电图正常者,抗癫痫药可逐渐减量至停用。

二、脑性瘫痪

脑性瘫痪简称脑瘫,是指出生前到生后1个月内各种原因所引起的脑损伤或发育缺陷所致的运动障碍及姿势异常。可合并智力低下、癫痫、感知觉障碍、语言及精神行为等异常。在我国部分地区调查7岁以下小儿患病率为1.5‰~1.92‰,男孩略多于女孩,男:女为1.13:1~1.57:1。

(一)病因

脑瘫的致病因素一般分为三类。

1.出生前因素 胎儿脑发育畸形、先天性脑积水、母孕期营养不良、妊娠期高血压疾病、宫内感染、缺氧、中毒、接触放射线,遗传因素如家族中有脑瘫患者等。

2.出生时因素 早产、多胎、低出生体重、窒息、产伤、缺氧缺血性脑病等。

3.出生后因素 新生儿期各种感染、外伤、颅内出血、胆红素脑病等。

存在这些致病因素的患儿并非全部发生脑瘫,因此只能将这些因素视为脑瘫的危险因素,有的患儿可能是多因素造成的,也有部分病例(约占1/3)目前临床上难以确定病因。

(二)病理

其病理变化与病因有关。常有不同程度的大脑皮质萎缩和脑室扩大,正常神经细胞减少,胶质细胞增生。可有脑白质软化,有坏死变性区和囊腔形成。锥体束可有变性,支配下肢的神经纤维常受累。胆红素脑病患儿可有基底节对称性的异常髓鞘形成过多,称为大理石状态。

(三)分型

1.根据临床特点分为六型

(1)痉挛型:它最常见,约占全部患儿的60%~70%。以锥体系受损为主,肌张力增高,肢体活动受限,腱反射亢进或活跃,踝阵挛阳性,2岁以后巴氏征仍为阳性。上肢常表现为屈肌张力增高,前臂旋前,肘、腕关节屈曲,手指握拳,拇指内收,紧握于掌心。下肢大腿内收肌张力增高,髋关节内旋,大腿外展困难,踝关节跖屈。行走时呈踮足、剪刀样步态。一般低出生体重儿和窒息者易患本型脑性瘫痪。

(2)不随意运动型:旧称手足徐动型,约占脑性瘫痪的20%。其病变以大脑深部基底核、锥体外系部分为主,表现为不随意运动增多,肌张力呈齿轮状增高,手足徐动,舞蹈样动作,肌张力不全,震颤等。发音、构音器官也多受累,故常伴有语言障碍。在早期(1岁内)往往表现为肌张力低下,几乎没有自主运动,随着年龄增大,肌张力逐渐呈齿轮状增高,故早期难以确定病型。缺氧缺血性脑损伤、胆红素脑病为其主要病因。本型脑瘫智力障碍多不严重。

(3)共济失调型:此型少见。以小脑及脑干受损为主,表现为步态不稳,走路时两足间距离加宽,四肢动作不协调,上肢常有意向性震颤,肌张力低下。眼球震颤极为常见,轻中症患儿常伴有智力障碍。

(4)肌张力低下型:肌张力低下,四肢呈软瘫状,自主运动很少,随意运动、不随意运动都缺乏,常易与肌肉疾病所致的肌弛缓相混,但本型可引出腱反射。本型常为婴幼儿脑瘫的早期阶段,往往是其他类型的过渡形式,以后大多转为痉挛型或不随意运动型。

(5)强直型:此型很少见,患儿全身肌张力显著增高,身体异常僵硬,运动减少,肌张力呈铅管状或齿轮状增高。腱反射正常或减弱,常伴有严重智力低下。

(6)混合型:以上两种或两种以上类型同时存在于一个患儿身上,称为混合型。

还有少数患儿无法分类。

2.根据瘫痪部位分为以下七种情况,多用于痉挛型(图2-1)。

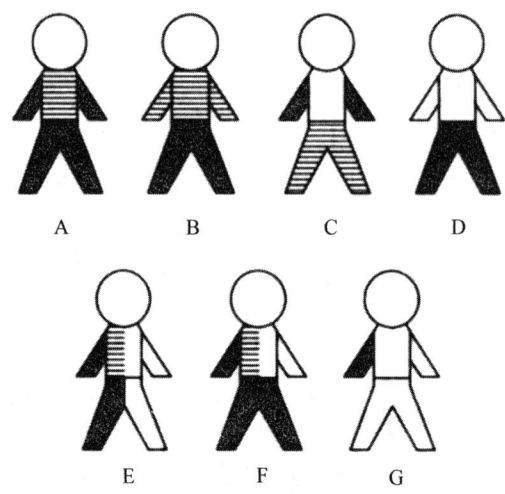

图2-1 脑瘫肢体受累部位示意图

(1)四肢瘫:四肢受累,上、下肢受累程度相似(图2-1A)。

(2)双瘫:四肢受累,上肢轻,下肢重(图2-1B)。

(3)双重性偏瘫:四肢均受累,上肢重,下肢轻(图2-1C)。

(4)截瘫:双下肢受累,躯干及上肢正常(图2-1D)。

(5)偏瘫:半侧肢体及躯干受累(图2-1E)。

(6)三肢瘫:三个肢体受累(图2-1F)。

(7)单瘫:单个肢体受累(图2-1G)。

(四)诊断

1.临床表现　由于类型及受损部位不同,脑瘫的临床表现多种多样。虽然临床表现比较复杂,但脑瘫以非进行性运动发育异常为特征,故患者一般都有以下四种表现:

(1)运动发育落后、主动运动减少:运动发育落后表现在粗大运动和(或)精细运动两方面。患儿不能完成相同年龄正常小儿应有的发育进程,如3个月俯卧位抬头,4~5个月伸手抓物,6~7个月独坐,8~10个月会爬,1岁站立,1~1.5岁独走等,Vojta认为,落后3个月以上则为异常。

(2)肌张力异常:因不同类型而异,痉挛型表现为肌张力增高;肌张力低下型则表现为肢体松软,但仍可引出腱反射;而不随意运动型在1岁以内往往无肌张力增高,随着年龄增长而肌张力逐渐增高。

(3)姿势异常:受异常肌张力和原始反射延迟消失等不同情况的影响,患儿可出现多种异常姿势,并因此影响其正常运动功能的发挥。静止时姿势异常如紧张性颈反射姿势、四肢强直姿势、角弓反张姿势等;活动时姿势异常如手足徐动、扭转痉挛、痉挛性偏瘫步态和小脑共济失调步态等。体格检查中将患儿分别置于俯卧位、仰卧位、直立位以及由仰卧牵拉至坐位时,即可发现瘫痪肢体的异常姿势和非正常体位。

(4)反射异常:原始反射延迟消失,保护性反射减弱或延缓出现。痉挛型脑瘫患儿腱反射活跃,可引出病理反射。Vojta姿势反射异常,有助于发现脑瘫患儿,Vojta姿势反射包括牵拉反射、抬躯反射、倒位悬垂反射、Collis水平反射、Collis垂直反射、斜位悬垂反射、立位悬垂反射七项。

脑瘫患儿除以上四种典型表现外,在早期往往还有以下一些非特异性表现:①新生儿或3个月婴儿易惊,啼哭不止,睡眠困难,喜抱位睡眠。②喂养困难,吸吮及吞咽不协调,持续体重不增。③感觉阈低,对突然出现的声响或体位改变很敏感,似惊吓状。但如果在饥饿时出现,则意义不大。④护理困难,穿衣时上肢难入袖口,换尿布时大腿不易外展,洗手时不易将拳头掰开,家长反映"孩子不喜欢洗澡"。⑤一般生后4~6周会笑,痉挛型脑瘫患儿表情淡漠,不随意运动型常呈皱眉哭脸的样子。以上某种情况也可在正常小儿出现,不能根据其中一、两项就诊断为脑瘫,若存在多种异常,且存在脑瘫高危因素,则要考虑脑瘫的可能。

2.伴随疾病　脑瘫患儿除运动障碍外,常合并其他功能异常。如智力低下、癫痫、语言障碍、视力障碍、听力障碍、脑积水、头畸形、关节脱位等。伴发情况与脑瘫类型有关。痉挛型双瘫患儿视觉障碍的发生率较高,主要表现为共同性斜视和弱视;痉挛型偏瘫患儿与伴发癫痫相关性最强;不随意运动型脑瘫患儿语言障碍发生率高,智力低下的发生率低,该型脑瘫听力障碍的发生率也相对较高,主要是高胆红素脑病致听神经核受损所致;四肢瘫患儿多伴发两种或两种以上的共患病,癫痫、语言障碍及智力低下的伴发率均较高,且症状相对较重,与痉挛型双瘫的视觉障碍不同,四肢瘫多为皮层盲、固视不等程度较严重的视觉障碍,提示枕叶视觉皮层受损。

3.辅助检查

(1)头颅 CT、MRI 等影像学检查:能了解颅脑结构有无异常,有助于脑瘫病因诊断和预后判断。

(2)脑电图:可以帮助了解是否合并癫痫,指导治疗。

(3)肌电图:鉴别诊断区分肌源性及神经源性疾病时可行肌电图检查。

(4)诱发电位:对判断有合并无视、听觉障碍等伴随疾病有参考意义。

(5)血生化:用于鉴别诊断时可行肌酶、血氨、乳酸、血糖、血气分析、肝功能等血生化检验。

(6)血/尿氨基酸和有机酸分析:需除外先天代谢缺陷者要做此项检查。

(7)运动功能与日常生活能力评估:有助于判定脑瘫的严重程度,也可以作为康复治疗效果的依据。

4.诊断标准 脑瘫的诊断主要依靠病史、体格检查及发育评估。CT、MRI、脑电图及诱发电位等对诊断不能起主要作用,但对伴随疾病的诊治有重要意义。询问孕期、围生期、新生儿期异常病史可能提示脑瘫的病因。影像学检查可能发现脑损伤的证据。

诊断脑瘫应符合以下 5 个条件:①引起脑瘫的脑损伤为非进行性。②引起运动障碍的病变部位在脑部。③症状在婴儿期出现。④有时合并智力障碍、癫痫、感知觉障碍及其他异常。⑤除外进行性疾病所致的中枢性运动障碍及正常小儿暂时性的运动发育落后。

(五)治疗

1.治疗原则

(1)早发现、早治疗:由于婴幼儿运动系统处于快速发育阶段,早期发现运动异常,尽早加以纠正,容易取得较好疗效。有学者认为,出生 0~6 个月(或 9 个月)内诊断者为早期,其中 0~3 个月诊断者又称为超早期。

(2)促进正常运动发育,抑制异常运动和姿势。

(3)综合治疗:利用各种手段对患儿进行全面、多样化的综合治疗。除针对运动障碍外,对合并癫痫、听力障碍、语言障碍等也需同时诊治。

(4)家庭训练和医师指导相结合:脑瘫的康复是个长期的过程,患儿父母必须树立信心,在医师的指导下,坚持长期治疗。

2.治疗措施

(1)功能训练

①躯体训练(physical therapy,PT):主要训练粗大运动,特别是下肢的功能。常用的有 Vojta、Bobath 等方法。

②技能训练(occupational therapy,OT):主要训练上肢尤其手的功能,提高日常生活能力并为以后的职业培养工作能力。

③语言训练:包括发音训练、咀嚼吞咽功能训练等。有听力障碍者尽早配置助听器。

(2)物理疗法:包括水疗及各种电疗等。

(3)矫形器的应用:在功能训练中常配合使用矫形器,以达到限制关节异常活动、协助控制肌肉痉挛、预防畸形、辅助改善运动功能等目的。

(4)手术治疗:当肌肉严重挛缩和关节畸形时,可选择矫形手术。

(5)药物治疗:目前,还没有治疗脑瘫的特效药物。药物治疗只有在必要时才使用,不能替代功能性训练。常用的药物有脑神经营养药、肌肉松弛剂等。A型肉毒毒素肌内注射是一种安全有效治疗痉挛的方法;为缓解不随意运动型的多动,可使用小剂量盐酸苯海索(安坦);合并癫痫者可应用抗癫痫药物。

(6)神经干细胞移植:目前,已有应用于临床的报道,取得了一定的疗效,但相关研究尚处于起步阶段,其远期疗效及副作用还需要进一步观察。

(六)预防

加强孕期保健,可以避免各种有害因素对胎儿发育的影响;提高产科技术,减少产伤、窒息造成的脑缺血缺氧性损害;加强新生儿护理,注意新生儿低血糖、黄疸、严重感染等的防治。

三、急性感染性脱髓鞘性多发性神经病

急性感染性脱髓鞘性多发性神经病又称吉兰-巴雷综合征、急性感染性多发性神经根炎,是自身介导的周围神经脱髓鞘性疾病。主要侵犯脑神经、脊神经,以运动神经受累为主,临床主要表现为肢体呈对称性弛缓性麻痹、脑脊液蛋白-细胞分离,病情严重者累及延髓导致呼吸肌麻痹,危及患儿生命。

(一)病因

目前,认为急性感染性脱髓鞘性多发性神经病是一种由免疫介导的自身免疫性疾病,多种因素可以诱发本病。约70%患儿发病前2～4周有明确的前驱感染史,如上呼吸道、胃肠道等症状。研究表明空肠弯曲菌是本病最主要的前驱感染病原体,巨细胞病毒为前驱感染第二位病原体,其他病原体包括疱疹病毒、EB病毒等及肺炎支原体感染;此外一些免疫接种和免疫遗传因素等与本病发生有关。

(二)诊断

1.临床表现

(1)运动障碍:这是本病主要临床表现。表现为四肢对称性、弛缓性瘫痪,病变自下而上呈进行性发展,由下肢开始,有上升趋势,肢体麻痹远端重于近端,严重病例可影响到躯干肌、呼吸肌,整个病程约1～4周达高峰,然后进入恢复阶段。体格检查肌力、肌张力降低,肌腱反射减退或消失是本病重要的临床体征之一。

(2)脑神经障碍:部分患儿伴有脑神经障碍,面神经受累最常见,表现为单侧或双侧面神经麻痹;第Ⅸ、Ⅹ、Ⅺ对脑神经亦常受累,其次为Ⅲ、Ⅴ、Ⅻ对脑神经,表现为不完全性眼肌麻痹、眼睑下垂、复视、眼球运动内收外展障碍、瞳孔对光反射迟钝,但意识始终清楚。

(3)感觉障碍:患儿的感觉障碍症状主要表现为四肢感觉障碍,包括麻木感、蚁走感、针刺感、烧灼感。肌肉酸胀或疼痛。在年幼儿此类感觉障碍可不明显。

(4)自主神经功能障碍:症状如多汗、便秘,其他如面部潮红、心动过速、血压不稳定等。

2.辅助检查

(1)脑脊液检查:75%病例在病后1周脑脊液蛋白开始升高,2～3周达高峰,而细胞数正常,此种蛋白细胞分离现象是本病的特征;糖含量正常、细菌培养阴性。

(2)肌电图:复合肌肉动作电位波幅减低和(或)运动、感觉神经传导速度减慢,其中以运动神经传导速度减慢为主。

(三)治疗

1. 一般治疗　严密观察病情变化,注意精神状态、语音、咳嗽力量、吞咽功能;及时吸氧,经常吸痰,防止窒息;加强口腔护理;保证营养、水分供应和大小便通畅。

2. 呼吸肌麻痹治疗　呼吸肌麻痹进展迅速者或出现咳嗽无力、分泌物多而吞咽困难者,均应作气管切开术。术后按时拍背吸痰,以防肺不张和肺炎。必要时用人工呼吸器。

3. 其他治疗

(1)静脉注射免疫球蛋白(IVIg):是目前对本病最常用的免疫治疗。IVIg 通过阻断巨噬细胞上的 Fc 受体,抑制 B 细胞增生,抑制抗体的产生,抗 T 细胞受体以及结合补体,减少血清补体浓度等作用机制来调节免疫系统。早期使用可缩短病程,效果良好。剂量每天 400mg/kg,连用 5 天,或每天 1g/kg,仅用 1 次。该药不良反应有头痛、发热、肌痛,中性粒细胞减少,少数人见严重皮肤反应。禁用于 IgA 缺乏症、严重充血性心力衰竭或肾衰竭患者。

(2)血浆置换:本法可缩短病程,有条件者可考虑使用。

(3)糖皮质激素:糖皮质激素不再推荐用于本病的治疗。但对危重病例可短期应用,一般主张大剂量、早期用。常用地塞米松每天 0.3～0.5mg/kg,静脉滴注,用 7～10 天后改为泼尼松口服,逐渐减量至停药,疗程 1 个月。对于难治或病程迁延的病例可试用糖皮质激素。

(4)促进神经代谢药:常用维生素、叶酸、辅酶 A 及 ATP 等。

(5)抗生素:合并感染或行气管切开的患儿可选用适当的抗生素治疗。

第三章 儿童保健

第一节 胎儿期的特点与保健

保证胎儿在宫内进行良好的生长发育,健康娩出,需要通过对母亲孕期的系统保健才能达到。

一、胎儿的特点

从受精卵开始,到各组织、器官形成,以至出生,胎儿要经过胚卵期(受精后 2 周内)、胚胎期(胎龄 2~8 周)和胎儿期(受精后 8 周~出生),共 40 周。

1. 胚胎致畸敏感期(critical period)　胚卵期是受精卵不断分裂、长大的过程;胚胎期是内、中、外三个胚层及各组织器官形成的关键阶段,如果此期孕母受到不良因素影响,使胎儿正常分化的器官受到干扰,可导致轻微损伤乃至各种异常或畸形,故又称胚胎敏感期(图 3-1)。

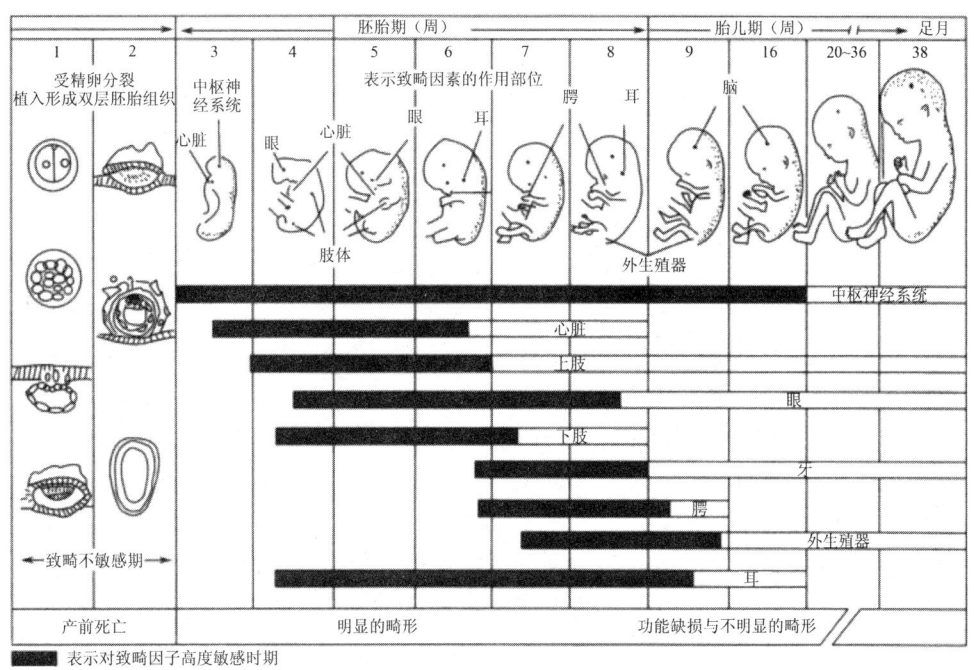

图 3-1　胎儿致畸敏感期

2. 胎儿生长发育迅速 胎儿中、后期各组织器官进一步分化,孕 16 周后其生理结构基本同新生儿;妊娠后 3 个月的胎儿生长发育非常迅速。

二、保健要点

胎儿与母亲实为一体,欲使胎儿健康,不能忽视孕母保健。胎儿保健属出生缺陷的Ⅰ级预防范畴,重点要预防遗传疾病与先天畸形;再者是防止早产及宫内生长发育迟滞。

(一)预防遗传疾病与先天畸形

1. 预防遗传疾病 应避免近亲结婚;有遗传疾病家族史者,在孕前应进行遗传咨询;一旦怀孕,可通过遗传咨询和产前诊断,预测风险率,以决定胎儿是否保留。

2. 避免孕母感染 在胚胎和胎儿各器官形成期,如孕母患病毒性感染,如风疹(rubella virus,RV)、巨细胞病毒(cytomegalovirus,CMV)、流行性感冒病毒、肠道病毒以及弓形体病(toxoplasma)等,可将病原传递给胎儿,阻滞其生长发育,引起流产或导致多种畸形。这些畸形包括先天性心脏病、白内障、小头、聋哑、智力低下等。妊娠早期感染的致畸率可高达 50%,而后致畸率逐渐下降至 10% 左右。

3. 避免化学物质的污染 苯、汞、铅及有机磷农药等化学毒物,可引起孕妇急、慢性中毒,导致胎儿生长发育障碍,发生先天性畸形。烟、酒、毒品均可影响胎儿发育,如孕母慢性酒精中毒可致胎儿发生中枢神经系统障碍(智能低下)、颜面畸形(小头、鼻短、人中短、上唇薄、下颌后缩);孕母被动吸烟,可影响发育。

4. 避免放射线照射 胎儿对放射线十分敏感,尤其在胎龄 16 周以前,可引起神经系统、眼、骨骼系统等畸形,甚至导致死亡。因此,孕母应尽可能避免接触各类放射线,特别在妊娠早期。

5. 慎用药物 有些药物可通过胎盘进入胎儿体内,由于胎儿排泄功能差,解毒能力低,容易引起中毒而妨碍生长发育。药物对胚胎、胎儿的影响与用药的孕周及药物种类有关。受精卵在着床阶段对药物很敏感,轻微的损害可导致胚胎死亡(流产),器官形成期的胚胎可能发生畸形。3 个月后除性激素类药物外,一般药物不再致畸,但可影响胎儿的生长与器官功能。如孕早期母亲服四环素可影响胎儿牙齿、骨骼和脑的发育;乙酰氨基酚是治疗感冒药物的成分,可造成胎儿肾损伤、肾衰竭、先天性白内障;大量可的松类激素可致胎儿腭裂、无脑儿等畸形;链霉素损害胎儿第Ⅷ对脑神经;卡那霉素可导致听觉障碍;抗甲状腺药物可致胎儿克丁病;抗癫痫药物可致唇裂、腭裂、先天性心脏病,因苯妥英钠可造成体内叶酸缺乏而致畸,故孕妇患癫痫病必须服药者应补充叶酸;长效磺胺可使胎儿血游离胆红素增高引起胆红素脑病;抗代谢药物或免疫抑制剂也可导致各类畸形。

(二)防止早产

早产儿很多功能未成熟,生活能力差,出生后容易发生窒息、颅内出血、感染等疾病而导致死亡。早产儿在围产儿死亡中约占 50%,所以在胎儿保健中预防早产是十分重要的。发生早产的原因很复杂:孕母营养不良、过度疲劳、精神紧张等可引起早产;孕母患急慢性病(心、肾、肝病及高热、急性感染、外伤等)、妊娠并发症(妊娠高血压综合征、前置胎盘)、孕母生殖道疾病(子宫肌瘤、子宫畸形、胎盘功能不良等)和胎儿畸形、羊膜早破、多胎等均可导致早产。

三、保健措施

1. **创造孕母良好的生活环境** 孕妇正在经受着对其身心影响很大的生理、心理及家庭等一系列变化,其心理状态和情绪的变化可加剧或减轻孕期疾病的发生发展过程,从而影响疾病的严重程度和妊娠的转归。良好的情绪对胎儿营养的吸收、激素的分泌、器官的发育、生理平衡都非常有利。因此,孕妇需要来自丈夫、家庭亲友、同事、社会的支持、帮助和关心,这有助于建立积极的心态面对怀孕的紧张情绪与压力。与此同时,还要注意劳逸结合、适当运动,以避免妊娠期合并症、流产、早产、异常产的发生。

2. **合理营养** 胎儿中、后期生长发育十分迅速,特别是最后3个月。此期孕母的营养对保证胎儿生长发育和储备产后泌乳所需能量是非常重要的。孕期母亲营养不足不仅影响自身的健康,还可导致胎儿异常。如碘缺乏可导致流产、死胎、先天异常、甲状腺功能减退、神经运动损伤和新生儿死亡增加;缺锌易造成习惯性流产、子痫、胎儿生长受限、畸形、死胎等;孕后期缺钙有导致新生儿(胎儿性)佝偻病和低血钙的可能;缺铁可引起孕母贫血,发生胎儿早产、低出生体重(表3-1),增加母体感染的机会(母体因感染产生应激反应,应激刺激促皮质激素释放激素的合成,促皮质激素释放激素浓度增加是早产的主要危险因素),母体严重贫血既可引起胎儿缺氧,发生宫内窘迫、窒息,还可增加母亲死亡率。

表3-1 孕母贫血与低出生体重儿的关系

孕妇血红蛋白(Hb)[g/L(g/dl)]	低出生体重儿(LBW)出生率(%)
75(7.5)	42.0
75~88(7.5~8.8)	32.0
>90(>9.0)	12.7
>100(>10.0)	7.6

因此,妊娠后期特别要重视孕母饮食的质和量,应加强铁、锌、钙、维生素D等重要微量营养素的补充。孕母后3个月的营养对保证胎儿生长和贮存产后泌乳所需能量非常重要,每天主要营养素需要量为:能量10.5MJ(2500kcal),蛋白质60~70g,钙1.2g,铁18mg,维生素C 80~100mg,维生素A 1800μg(6000IU),维生素D 15μg(600IU)。保证孕母营养应做到膳食平衡,避免摄入过多。

3. **治疗孕母慢性疾病** 母亲健康对胎儿影响极大。母亲患有慢性疾病,如糖尿病、甲状腺功能减退(或亢进)、结核病、心肾肝疾病等应在怀孕前积极治疗,因这些疾病可影响胎儿健康。糖尿病的孕母因血糖过高常产生巨大儿,易造成难产,又可引起胎儿器官异常;甲状腺功能减退除引起婴儿克汀病外,还可致牙齿、骨骼、隐睾等畸形。患慢性疾病的妇女一旦怀孕,应定期进行产前检查,并在医生指导下治疗,必要时终止妊娠。

4. **建立健全产前检查、产前诊断制度** 建立健全产前检查制度,对孕母和胎儿的健康都非常重要。一般的产科临床常规检查,就可筛查出一些特殊情况。当特殊情况被筛查出来后,对明确定为高危妊娠者,还需进行必要的特殊检查或产前诊断,并进行连续性的监护,直至分娩。

5. 提高接产质量、正确处理各个产程　科学接生(接生者具有高超的技术和严谨的作风)是保证胎儿安全娩出、母婴健康的基本条件。在产前检查中被确定为高危妊娠者,需产科和儿科密切配合,进行分娩监护,正确处理高危因素:①预防并及时救治胎儿缺氧、窒息。②防止产伤。③避免产妇用药对胎儿的不良影响。④预防产时感染。

第二节　婴幼儿期的特点与保健

婴幼儿期(婴儿期与幼儿期的合称)是儿童体格生长最快,机体各组织器官继续发育趋于成熟的阶段。此期对营养的需求量高,食物逐渐由流质转变为半固体、固体,并有一个断奶的过渡时间。因此,必须供给足够的营养素,预防营养不良、贫血、佝偻病和腹泻病的发生。婴幼儿心理行为发展迅速,第二信号系统迅速发育,与年长儿和成人的接触增多,在正确的教养下,可以培养坚强的性格、意志和养成卫生、劳动习惯。此期儿童机体的抵抗力不强,仍要进行传染病的预防。

一、婴幼儿的特点

1. 体格生长迅速　婴幼儿期的体格生长是一生中最快的时期,尤其是婴儿。在生后头3个月最为迅速,3个月体重的增加约等于后9个月体重的增加,即12月龄时婴儿体重约为出生时的3倍(9kg);3岁时4倍于出生时体重。身高(长)的增长规律与体重相似,前3个月身长增长11~12cm,约等于后9个月的增长,1岁时身长比出生时增加50%;3岁时增加2倍。头围、胸围也迅速发育。

2. 营养需要与消化功能不匹配　婴幼儿生长速度快,新陈代谢旺盛。所以,需要的能量与营养素相对比成人高,食物的种类和性质变化也多,但其胃肠道的消化、吸收功能尚未成熟,如喂养不当,易患消化功能紊乱、腹泻、营养不良、佝偻病、贫血等。出生时铁的贮备到生后6个月左右常常耗竭,因此,铁是婴儿期最易缺乏的营养素之一。铁营养状态不良不仅影响婴儿大脑发育,还影响发育阶段的认知能力,如易激惹或对周围事物缺乏兴趣,并影响注意及记忆调节过程,同时还可降低机体免疫功能,造成反复感染。

3. 认知功能快速发展　婴幼儿期是神经精神发育的"黄金时期",其动作、语言、感知觉、认知功能和社会适应能力的发展都非常迅速。儿童这一阶段心理行为产生的一系列变化,将奠定人一生的基础。全身动作,特别是学会独立行走、手的精细动作以及咀嚼动作发育的完善,对扩大儿童的认知范围、协调感知和动作的关系,以及发展语言和思维具有重大意义。儿童口头语言发生和发展的关键时期在生命的头3年,从完全不会说话到能够掌握1000个左右的词(3岁末)与成人进行初步的语言交际,是婴幼儿全面发展的重要标志。从无辨别的社会反应(0~3个月)到具有特定的依恋对象(6个月以后),直到2~3岁)是婴幼儿探索环境、认识他人的过程,以此开始逐渐了解自我,其社会性行为也开始发展,道德行为与观念也开始萌芽。另外,以气质为主要表现形式的心理发展,即个体差异在婴儿期就有了最初表现。

4. 主动免疫不成熟　婴儿从母体获得的被动免疫逐渐消失,主动免疫逐渐形成,但尚未成熟。因此,易患感染性疾病。儿童计划免疫的实施,使各种传染病可以通过预防接种得到有效的预防。然而,许多疾病(急性呼吸道感染、腹泻)目前还缺乏有效的预防措施,所以婴幼儿期感染性疾病的发病率和死亡率仍然较高。

二、保健要点

促进儿童早期综合发展是婴儿期保健的重点,包括婴儿的营养、卫生保健、情感关爱、生活技能培养及智力开发。家庭是婴儿期保健的主体,父母育儿水平与父母接受科学知识的能力密切相关。

1. 合理喂养、均衡膳食　应根据婴幼儿的生长发育特点及营养需求,在质和量两个方面一定要保证供给,特别要满足热能和蛋白质的需要。母乳是婴儿摄取营养的纯天然食品,出生后6个月内应该全靠母乳喂养,特别是初乳丰富的 sIgA 可以保护肠黏膜,抗多种细菌、病毒感染,预防肺炎、腹泻的发生;后6个月要合理添加辅食,逐渐为断母乳(6个月～2岁)的营养作准备。随着婴儿的长大,母乳中的热能以及其他营养成分已不能满足婴儿生长发育的需要,尤其是铁,其他矿物质也不够充足;而乳汁的分泌量也逐渐减少;此时的婴儿也开始对乳汁以外的食品产生兴趣。当辅助食品达到一日3次时,即可以完成离断母乳,但应保持每天进食配方奶(牛奶、豆浆)250～500ml。

在指导合理喂养的过程中,要提醒家长观察婴儿的粪便,它可以帮助家长及时判断添加的某种食品,婴儿肠胃是否适应、是否过量等。如果添加的食品不适宜,可引起婴儿消化功能紊乱或腹泻,还可能发生食物过敏。婴儿食物过敏常表现为皮肤、消化道和呼吸系统症状;其中以皮肤改变为主,如湿疹和风团;有时婴幼儿对食物过敏的反应仅表现一种保护性拒食行为。常见的致敏食物有牛奶、鸡蛋,其次为花生、大豆、鱼和橘子。因此,每当添加一种新的食品时,就应该注意观察婴儿的消化功能。

幼儿在2～2.5岁以前,乳牙尚未出齐,咀嚼和胃肠消化能力较弱,因而食物宜细、软、烂,要为他们安排好平衡膳食。

2. 促进感知觉、语言、运动和情感及社会性发展　感知觉是人类认识客观事物最基本、最原始的过程,一切高级的心理活动,如记忆、思维、想象等都是在感知的基础上产生的。因此,积极促进婴幼儿感知觉的发展,对其心理健康具有重要作用。婴幼儿的感知觉是在日常生活的实践中,通过自身体验而发展起来的。所以,要结合婴幼儿的特点及一天生活内容帮助、训练他们运用感觉器官观察周围环境、感受情感的需要,以促进其心理健康发展。

3. 体格锻炼、培养良好生活习惯　体格锻炼能增强人身体各器官系统的功能,使婴幼儿对周围环境的适应能力提高。充分利用自然环境(日光、空气和水),结合婴幼儿日常生活安排,有计划、有目的、因地制宜地进行体格锻炼,是增强其身体素质的一项主动措施。

4. 免疫接种　由于婴幼儿自身免疫力不成熟而低下,所以是各种传染病的易感人群。为了保护婴幼儿身体健康,必须切实按照国家卫生和计划生育委员会制定的全国计划免疫工作条例规定的免疫程序,为婴幼儿完成基础免疫和加强免疫。

5.伤害预防　事故伤害是1~4岁儿童的第一位死因,因此,要采取积极措施进行防范。婴幼儿生性好动,好奇心强,但其动作发育还不够完善,生活经验又缺乏,故容易发生意外。如幼儿已可自由行走,但不宜让幼儿独自外出或留在家中,以免发生事故;监护人应注意避免幼儿活动环境与设施中有致幼儿烫伤、跌伤、溺水、触电的危险因素。

6.常见病多发病的预防　对影响婴幼儿生长发育和健康的常见病多发病,如佝偻病、缺铁性贫血、营养不良、急性呼吸道感染、腹泻等疾病要采取有效的措施进行控制和防治,推广适应基层医疗保健机构和家庭的简易技术,如小儿急性呼吸道感染标准病例管理、腹泻病口服补液疗法等,以降低病死率,增强儿童体质。

三、保健措施

(一)健康教育与促进

母亲(或家长)是儿童保健服务的中心,家庭是儿童保健服务的主要场所,几乎所有的儿童保健措施都需要通过家长才能真正贯彻落实到儿童的身上。因此,婴幼儿的保健工作在很大程度上要取决于家长科学育儿的理念及掌握的知识。所以,要通过多种渠道和方式把婴幼儿保健的知识、内容、方法和技术传授给家长,然后通过家长来保护孩子的健康。

(二)生长发育监测

生长发育监测(growth monitoring)是一种适合于家庭和社区儿童保健人员使用的婴幼儿保健措施。它是利用一张绘有0~2岁正常儿童体重曲线的生长发育监测图,由家长或社区儿童保健人员定期为婴幼儿称量体重,再把历次的体重值标记在监测卡上,以观察婴幼儿体重曲线的增长趋向,从而判断婴幼儿的营养状况,使家长和社区儿童保健人员能及时发现异常,早期采取干预措施,达到预防营养不良、增强儿童体质的目的。

(三)定期健康检查、预防常见病

根据婴幼儿生长发育特点,实行儿童定期健康检查,可系统地了解其生长发育和健康状况,及早发现缺陷和疾病,以早期进行矫治和治疗。

1.定期健康检查的时间和次数　根据年龄越小、生长发育越迅速的规律,小于6个月的婴儿每1~2个月检查一次,大于6个月的婴儿,每2~3个月一次;1~2岁幼儿每6个月检查一次;3~6岁儿童每年检查一次,这种定期健康检查简称"四二一"体检。

2.定期健康检查的内容　①健康状况询问:包括出生史、喂养史、生长发育史、预防接种及疾病史等。②体格生长测量与评估:测量指标包括身高、体重、头围、胸围、上臂围、腹部皮下脂肪厚度等。也可根据当地情况及项目,选取检查指标,但至少要测量身高、体重;再根据测量数据,评估儿童体格生长状况。③血红蛋白测定:在6个月、1岁、2岁、3岁各测一次,有条件的可加测血清铁蛋白和红细胞内游离原卟啉或锌卟啉,对铁缺乏症作出诊断。④精神神经发育检查(早期筛查神经精神问题):婴幼儿的神经精神发育十分迅速,而正常和异常之间并没有一条截然的分界线。因此,早期的神经精神偏离在临床上很难判断。通过神经精神发育筛查,可评估婴幼儿中枢神经系统的功能发育,早期发现智能发育偏离正常的现象,及时分析诸因素(遗传或环境因素),及早进行训练、矫治,以促进智能发育潜能的发挥。常用的方法,如丹佛智力筛查测验(DDST)、贝利智力测验等,可6个月或一年筛查一次。⑤全身各系统的体格检查:根据需要而定。⑥其他辅助检查:健康检查中发现的异常情况,应做相应及时的辅助检查。

3. 健康检查的结论与指导　根据健康检查的资料,对婴幼儿的生长发育水平和健康状况作出正确的评估,并向家长说明婴幼儿的健康和发育情况,还要对其在喂养、教养和预防疾病等方面的问题进行指导,然后交代下次复诊或健康检查的时间;如发现偏离或者疾病要及时进行矫治。

(四)加强高危儿管理

对在定期检查和生长发育监测中发现的体弱儿童进行专案管理的方法称体弱儿管理。体弱儿的管理范围可根据各地的服务能力来确定:中、重度营养不良;中、重度贫血;活动期佝偻病;先天性心脏病;低出生体重儿;早产儿和生长发育监测中体重不增的儿童。有条件的地区可纳入精神发育迟滞、反复感染和轻度贫血等。

体弱儿管理应建立专案登记和病历记录册(卡),确定随访检查日期和检测指标以及痊愈标准。体弱儿管理一般通过健康门诊和家庭访视进行。在社区保健机构的儿童保健室建立体弱儿一览表。一览表可用布制作成多个小方格,每个方格是个小口袋,可存放体弱儿卡片。卡片按体弱儿预约的随访日期与社区(居委会)排列,每次随访检查完后,将卡片插入下一次随访的月份栏内。凡是未按时来检查的体弱儿一定要再次通知到家长,便于保健人员随时掌握体弱儿检查、康复的动态,做到有计划地安排工作。

(五)鼓励家长积极参与婴幼儿早期发展的实施策略

家庭是儿童早期社会化的主要场所,家庭生活约占儿童期全部生活时间的2/3。儿童智力和个性的发展、社会行为的获得,最关键的几年(0～3岁)是在家庭中度过的。因此,父母作为儿童的重要抚养者,对于儿童的各方面发展都起着不可替代的作用。在家庭环境中,父母的教育观念和教养方式反映在他们对儿童的教养行为中,并且通过与儿童的交往对儿童心理和行为的发展产生影响。同时,儿童的行为和自身特征又会对父母的教养行为产生作用,于是父母与儿童就会形成一定的亲子互动模式。近期研究发现,儿童2岁时,母亲在其教养行为中的责任心能预测儿童后期(6岁)认知的非冲动性与延迟满足能力。父母在儿童心理发展的过程中,其参与程度与促进孩子最优化的发展息息相关,参与包括情感投入和行动投入。情感投入是爱孩子、关心孩子,和孩子做心理上的沟通;而行动投入指积极参与有利于孩子的各种活动,例如和孩子一起玩游戏,带孩子出去玩。孩子长大以后也会效仿其父母带着自己的孩子出去旅游,参加各种有利于身心发展的活动。

婴幼儿的生长发育较快,但其独立生活能力差,因此从婴儿期就要开始结合他们一天生活的每一个环节,给予良好生活习惯的刺激,促使其建立如独立睡眠习惯、进食技能(咀嚼吞咽食物能力、自己用勺、用杯)等有益于独立能力、控制情绪能力和社会适应能力的条件刺激,这是重要的早期全面发展内容。

(六)预防接种

1岁以内接种的卡介苗、脊髓灰质炎、百白破、麻疹、乙型肝炎等7种基础免疫疫苗已基本完成,但每种菌苗或疫苗接种后所产生的免疫力只能维持一定的年限,故要根据每种菌苗或疫苗接种后的免疫持续时间,按期进行加强免疫,如1.5~2岁幼儿进行百白破疫苗强化接种等。还可根据传染病流行病学、卫生资源、经济水平及家长自我保健需求接种乙脑、流脑、风疹、腮腺炎、水痘、肺炎、B型流感等疫苗。

(七)伤害预防

1~5个月的婴儿,因意外事故而死亡的80%是窒息,主要是因为吐奶、含着奶头睡觉;因此婴儿吃饱奶后要取侧卧位,睡觉前不能含着奶头。注意收拾好一些小东西(如药丸、豆类、纽扣等),防止婴幼儿误入口中或塞入鼻孔、耳孔,3岁以下儿童尽量不食瓜子、花生等食物,预防异物吸入引起窒息。随着年龄的增大,幼儿的活动范围扩大,发生事故的可能性比婴儿期大,而且事故的原因也比较复杂,因此要采取积极的措施预防。不要让孩子单独行动;开水、药瓶、火、煤气、针、刀、剪要放在孩子拿不到的地方;要把电源安在孩子摸不到的地方;窗户要有插销和护栏;床栏杆的插销在儿童上床后要插好。

防止食物中毒。要经常教育婴幼儿不要随地捡东西放入口中,以防食物中毒。在农村要加强农药的管理,不要将农药放在儿童容易拿到的地方。喷过农药的农田、菜地、果园,要设立明显的标志,在1周内严禁儿童人内玩耍。盛装农药的容器(袋、瓶等)不要乱放,更不能将容器用作其他用途。在冬季要注意预防煤气中毒;夏天要注意预防溺水。

第三节 学龄前期儿童的特点与保健

学龄前期儿童又称幼童,是儿童进入幼儿园,开始有目的、有组织地培养良好的卫生习惯、学习习惯和道德品质的阶段。学龄前儿童的体格生长相对婴幼儿的速度开始减缓,而心理的认知能力、语言功能、思维和人格发展在这一阶段都出现了质的飞跃,并达到了一个新的水平。该期儿童大部分已经进入幼儿园过集体生活,亦有少部分散居,而广大农村学龄前儿童以散居为主。

一、学龄前儿童的特点

1.性格形成的关键时期　学龄前期儿童中枢神经系统的功能已趋于成熟,脑发育接近成人,如睡眠时间随年龄的增长而逐渐减少,3岁时平均14小时,而7岁只需11小时。大脑的进一步发育为学龄前儿童的心理发展提供了直接的生理基础,也为其智力活动的迅速发展和接受教育提供了可能。动作发育的协调性及精细动作渐趋成熟,他们有了较大的自由活动和模仿能力,此时好奇心特强;但大脑的兴奋和抑制功能尚不够协调,故神经活动既容易兴奋也容易抑制(产生疲劳),还容易泛化,不易集中。学龄前儿童在游戏、学习和自我服务的实践活动中,与成人交往的范围日益扩大,言语能力也随之迅速发展。在此阶段儿童的发音基本正确,词汇量日益增加,语言表达能力已相当成熟,并出现较复杂的语言形式;但在急于用语言表达思想,遇到困难产生怀疑时,会出现问题语言(自言自语)。

皮亚杰认为幼儿(0~5岁)的道德认知是无律的,他们的行为没有什么道德标准,道德价值也十分混乱,故称"前道德期"。随着语言、思维和社会情感的发展及在教育的作用下,学龄前儿童的高级情感的体验有了初步发展,如能根据成人的教育把同伴或自己的行为与行为规范相比较,从而产生积极的或消极的道德体验,并在生活的实践中逐渐学会通过内心体验与成人或同伴交往,从而初步意识到自己在社会关系中的地位和角色,开始按照符合社会规范的行为要求自己,逐步产生道德感、美感和理智感。自我意识及内、外向的个性特征正逐渐形成,但仍有一定可塑性;理性的意志也开始萌芽(自觉、坚持、自制力等),情绪的稳定性进一步增强。

2. 体格生长速度减缓　学龄前儿童身高、体重的生长速度开始有规律地减缓,每年体重约增长2kg,身高增长5～7cm。但,四肢的增长较快,如腿长已从新生儿只占身长的33.4%增加到占身长的45.0%,体重的增长落后于身高的增长,所以身体显得细长。脊柱的发育已趋于成熟,颈曲和胸曲到7岁左右便固定下来,儿童已能较长时间维持坐的姿势。头围已接近成人。乳牙开始脱落,恒牙开始萌出,一般到12岁乳牙才全部更换成恒牙。眼功能发育基本完成,视深度逐渐发育成熟,但眼的结构、功能尚有一定可塑性,眼保健是此期的重点内容之一。听觉发育完善。学龄前期儿童腋窝汗腺发育不成熟,在相同的条件下躯干、胸部出汗较腋窝明显。

3. 免疫活跃　细胞免疫、体液免疫、细胞吞噬等功能已较完善,由于婴幼儿期已按计划免疫程序进行了人工主动免疫,对多种疾病已具备了免疫力。但,到学龄前期,有些免疫性疾病,如急性肾小球肾炎、结缔组织病开始增多。儿童淋巴系统发育很快,青春期前达到高峰,以后逐渐消退达成人水平。

4. 消化与吸收功能渐趋成熟　学龄前儿童各种消化酶发育完全,消化吸收良好,消化系统的功能已基本发育成熟。学龄前儿童一天的活动量加大,消耗热能和营养较多,所以需要的营养也多,但其胃容量相对较小,所以进食量不大,容易产生饥饿。特别是早餐进食少时,容易发生低血糖。

二、保健要点与措施

1. 安排好平衡膳食　学龄前儿童的饮食接近成人,但其活动量大,需要的营养多,首先要保证热能和蛋白质的摄入。此期营养指导的重点是保证餐数,做到每天"三餐一点心"即一天四餐;培养良好的饮食习惯,不挑食、不偏食、少吃零食;在食物的选择上做到平衡膳食,烹调上既要有色、香、味,又要容易消化。

2. 全面发展的健康教育　学龄前儿童与人及周围环境的接触范围不断扩大,语言也迅速发展。随着大脑语言中枢逐渐发育成熟,语言的使用则会慢慢流畅。学龄前儿童已从完全受人照顾的婴幼儿逐步向基本自我服务过渡,渐渐学会生活自理。因此,要鼓励孩子独立自主地活动,不要嫌孩子动作笨拙而包办代替。学龄前儿童探索欲望十分强烈,对其好奇心应该给予"保护",即加以满足和诱导,帮助其思维能力和想象力进一步发展。此期儿童常常以自我为中心,情绪波动较大,容易形成任性、骄纵的不良个性。教育时要耐心、循循诱导,以培养良好的道德品质和性格。

学龄前儿童的综合发展教育应该包括家长和儿童。对学龄前儿童主要是饮食卫生、饮食习惯、防止意外事故和道德、意志、记忆、思维等方面的教育,形式宜多种多样,尽量结合游戏进行;对家长教育的要点是掌握学龄前儿童的身心特点和教育方法(如何不溺爱、不骄纵;如何不使用打骂等粗暴的方法),合理安排生活。此期的儿童心理行为常出现偏离或异常,影响其正常的生长发育和健康。为此,要求家长及教师都学习一些儿童心理保健的知识和技术,以提高家长的健康理念,做好儿童的家庭保健。

3. 定期体格检查及常见病、多发病的防治　每年"六一"儿童节前后进行1次全面体格检查,托幼机构每年要进行2次体格生长测量。记录结果,了解生长速度,如身高增长低于每年5cm,为生长速度下降,应寻找原因。对贫血、肠道寄生虫每年要进行一次普查普治。在体格检查中发现的异常情况和疾病要专案登记,进行体弱儿管理,并进行彻底治疗。在疾病的防治中,重点是缺铁性贫血、龋齿、沙眼、肠道寄生虫(蛔虫、蛲虫)、甲型肝炎、营养不良、假性近视等。每年每个学龄前期儿童接受一次视力筛查(视力表)和眼的全面检查;培养良好的用眼习惯;指导家长、幼儿园教师给儿童创造较好的采光条件;积极矫正屈光不正和功能训练;防治各种流行性眼病。3岁儿童应学会自己刷牙,培养每天早晚刷牙的习惯,每次2~3分钟,预防龋齿;帮助儿童纠正不良口腔习惯,包括吸吮手指、咬唇或物,预防错颌畸形。每6个月或每年检查口腔一次。教育儿童注意正确坐、走姿势,预防脊柱畸形。对某些传染病,如腮腺炎、水痘、风疹、痢疾、手足口病等要加强流行季节的防范措施,做到早发现、早隔离、早治疗。按计划免疫程序进行接种。

另外,学龄前儿童可通过游戏、户外活动和日常生活的锻炼增强体质,预防疾病。因地制宜地利用日光、空气和水等自然因素,如冷水洗手、洗脸、户外活动、游戏、开窗或户外睡觉、幼儿体操、体育运动等。针对学龄前儿童普遍存在"小胸围"的缺点,可有目的地开展扩胸操、儿童拉力器、儿童吊环等进行锻炼。不能让儿童长期待在家里,要让他们回归大自然,在广阔天地中自由自在地健康成长。

4. 结合日常生活向儿童进行安全教育　学龄前儿童意外事故发生率高,常引起伤残甚至死亡,无论是家长还是托幼机构都应该把预防意外事故的宣传和防范措施当作大事来抓,重在教育和防范。如经常教育孩子不要单独上街,不要下河塘戏水、不玩火和电器、不玩尖锐物品、不吃不洁净的东西。家庭和幼儿园要经常检查玩具、家具是否坚固,刀剪、火柴、电器插座、药品等要放在孩子拿不到的地方,农村家庭要防止农药中毒。

5. 入学前准备　迈进小学的大门,是人生的一件大事。学龄前儿童准备入学,除了物质准备(如学习用具、学习空间等)、生理准备(如行走动作、手的动作能力等)外,还要有心理准备。因为,进入学校学习是儿童生活的一个重大转折。新的环境、新的要求、新的活动都可能给他们带来一定的紧张情绪,从而出现一些心理问题,特别是当儿童没有做好入学心理准备时,更可能引起他们的焦虑和不良反应。因此,要动员家长帮助学龄前儿童在心理上准备好这一课。①帮助儿童熟悉学校环境,准备适应小学校的学习。②培养学龄前儿童有背上书包上学、坐在教室里学习是令他感到兴奋、自豪和向往的思想。③积极培养、提高学龄前儿童的认知水平,以帮助他们达到在学龄期能逐步完成小学校各项学习任务。④帮助学龄前儿童养成有规律的生活习惯,以使其能在入学后较快适应学校的作息制度。⑤为了较好地适应学校的生活,要努力帮助学龄前儿童发展社会性能力,如自理能力和独立完成活动的能力、控制调节情绪的能力、发展积极的意志品质(自觉性、坚持性、自我控制能力等)和参加学校群体生活的交往能力等。

初入学的儿童如在学龄前期得到正确的引导和入学时的及时帮助,都可以迅速适应学校的学习生活,如对学校的消极态度、学习障碍和交往障碍等常见的心理问题大多可以在上学后的一段时间内消除。

第四节　学龄期儿童的特点与保健

学龄儿童的卫生保健工作,在国内目前属于少儿卫生范畴,由各级卫生防疫机构管理。随着儿童保健工作的深入发展,学龄儿童的许多保健问题,已纳入儿童保健的工作内容。因此,儿童保健工作者必须熟悉学龄儿童的特点与卫生保健工作的内容和方法。

一、学龄期儿童的特点

(一)体格生长稳步增长、各系统发育渐趋成熟

学龄儿童体格生长稳定增长,体重、身高平均每年分别增长 2kg、5~7cm;女孩 9~11 岁,男孩 11~13 岁开始,出现体重、身高加速生长,为生后体格生长的第二个高峰。

1. 呼吸系统　呼吸中枢和肺发育已成熟,肺泡的数量已接近成人,肺活量不断上升,男孩的肺活量大于女孩。呼吸频率也从 1~3 岁的每分钟 24 次下降至 20 次。

2. 循环系统　儿童心脏的发育是跳跃式的,7 岁和青春期发育最快。新生儿心脏的容积只有 20~22ml,1 岁增至 2 倍,2.5 岁增至 3 倍,7 岁时增至 5 倍,以后发育速度减缓,至青春期又加速。心肌纤维也随着年龄的增大和活动能力的提高而增多、增粗;在幼儿阶段左、右心室壁的厚度几乎相等,心肌纤维交织较松,弹性纤维也较少,而到 6~7 岁后,左心室壁逐渐增厚,弹性纤维增加,增加了心脏的收缩功能和弹性,但迷走神经对心脏收缩的抑制能力还不够强,故儿童稍做运动,心率就明显增加。因此,学龄儿童在进行体育锻炼时要注意在运动量和运动时间上合理安排。

3. 消化系统　6 岁左右是恒、乳牙替换的年龄,也是龋齿的高发期,应注意换牙期间的牙齿卫生和防龋齿措施。各种消化酶分泌已经比较齐全,但分泌量少,效价也低,容易受炎热气候和疾病的抑制而引起厌食和腹泻。

4. 骨骼、关节、肌肉　发育快,不注意姿势卫生,容易变形。儿童期的骨骼,一是软骨多、骨干短而细,骨化尚未完成;二是骨的有机成分(主要是蛋白质)多,无机成分(钙、磷等无机盐)少。所以,骨的弹性大而硬度小,不容易骨折而容易变形。如果长期学习、走路的姿势不对,可造成胸廓、脊柱发育畸形。儿童时期的肌肉比较柔嫩,水分多,而蛋白质、脂肪、糖和无机盐较少,所以能量储备不足。这些特点可使其肌肉的耐力和肌力不足,容易疲劳;由于其新陈代谢旺盛,恢复也快。因此,儿童少年在进行体育锻炼、劳动时,强度不宜过大,持续时间不宜过长。青春期发育年龄个体差异较大,乳房发育后 1~2 年,月经初潮之前开始出现身高加速。

(二)心理发育逐渐成熟

学龄期儿童的认知,既有量的快速发展,也有不少质的变化。在感知觉不断发展的基础上,其观察能力不断提高;有意注意力进一步发展;记忆更加准确、持久;思维水平逐渐从具体

形象向抽象逻辑水平过渡;创造性的想象也在不断丰富。在小学阶段,高年级学生的注意、记忆、思维、创造性想象能力和低年级相比,有了质的飞跃,其转折的关键时期是在三、四年级。但是,由于受年龄和知识所限,小学生往往缺乏深远的学习动机,他们的学习动机常常是和自己的兴趣直接关联,比较直接具体,而且十分不稳定,很容易变化。儿童进入小学后,要逐步学习和掌握读、写、听、算的书面言语知识和技能,书面语是从口述向笔述和从阅读向写作(如从造句、写日记、周记到模仿作文等)的过渡,到本期后阶段基本发展到能独立地写作。

弗洛伊德认为,6~12岁是人个性发展的潜伏期,即这一阶段的儿童将幼儿期的恋母情结或恋父情结转移到环境中的其他事物上,如学习、同伴等。随着年龄增长,情感体验不断深刻,情绪表达逐渐内向化。如低年级儿童经常有喜怒形于色的情绪外露现象;7~8岁时与父母的亲密行为明显减少,更多的是依赖语言进行沟通。在此阶段,与学习、同伴、老师等相关的问题,所引起的情感越来越占主要的地位。学龄期儿童意志的主动性和独立性有所提高,能逐步调节行动以完成某一任务或达到某一目的,但他们意志的坚持性、恒心和毅力还很不成熟,容易虎头蛇尾、见异思迁。如遇到困难时,常会回避、退缩或依靠成人帮助。皮亚杰认为5~8岁儿童的道德意识尚未成熟,是道德发展的他律阶段。但是,有时儿童有了道德意识,并没有表现出相应的道德行为。这是由于学龄儿童意志力还很薄弱,自我约束力差,易受外界不良行为影响,如父母和教师在道德行为方面的要求和方法不一致,很容易使其认识和行为出现脱节现象。

学龄期儿童是学习知识、增长知识、提高学习能力的重要时期,也是形成理想、爱好和思想品德的关键时期。

(三)疾病特点

学龄期儿童的免疫性疾病较常见,如肾炎、肾病、风湿热等;各种外伤、车祸、溺水、野生动植物和食物中毒等意外事故亦较为多见。随着学习年龄的增长,若学习环境采光不好、座椅高低不协调、坐及行走姿势不对,常常容易发生近视眼和脊柱侧弯等畸形。

如果入学的心理准备不充分,少数儿童可能会出现对学校的消极态度、学习障碍和交往障碍等心理问题。

二、保健要点与措施

(一)为学龄儿童的主导活动(学习)创造良好的氛围

6~7岁儿童的心理发展已经具备了上学的条件,学习将成为小学儿童的主导活动。在环境、家庭的影响下,他们开始羡慕小学生的生活,羡慕新书包、新书本、新文具。但是,初入学的儿童往往受学校外表形象的吸引,有的把学习与游戏混为一谈,认为想学就学,不喜欢就不学。进入学校后,当他们看见现实中的学校与理想的学校不符时,就会对学校产生厌烦的态度;如果在学习生活中遭受挫折,体验过多的失败感,儿童往往不愿意上学,甚至借口身体不适来达到逃学的目的。所以,在入学时要尽量让儿童了解和熟悉学校生活,帮助、指导他们处理和解决各种可能出现的问题和困难,尽量减少儿童进入新环境所产生的心理紧张。教师应细心关爱初入学儿童,并采取积极的办法,鼓励、激发儿童的学习兴趣,引导他们参加班集体的活动,帮助他们尽快适应学校的生活。

小学生入学,虽然与同伴的交往明显增多,但与父母仍然保持着密切的关系。因此,小学生与父母的关系在其发展上仍起重要的作用。儿童入学时,父母对学龄儿童的期望值应通过温暖慈祥、诚恳的态度与儿童交流的,使他们认为父母、家庭仍然是自己的"避风港"。家长应积极配合学校,并通过贯彻落实学校各种要求,让学龄儿童逐渐懂得学生不仅要学习自己感兴趣的东西,而且还要学习自己虽然不感兴趣但必须学习的东西,使儿童顺利度过其心理发展的重大转折时期。

(二)培养德、智、体全面发展

学龄期是儿童开始接受正规、系统学习教育的阶段。对于刚刚告别无忧无虑、天真烂漫生活的幼儿来说,小学的系统学习与幼儿的学前学习有着本质的区别。儿童入学后,学习成了他们的主导活动,家庭和社会对儿童也提出了更明确、更高的要求。在这个时期,儿童主要发展的任务是获得知识和技能;有限制地发展自主性;学习并建立角色意识,确认自我;继续发展自尊心;逐步适应学校和社会;发展同伴和社会关系;获得社会道德。

学龄期又是德、智、体、美、劳全面发展的关键时期,根据国家教委的要求,要进行爱祖国、爱人民、爱劳动、爱科学和爱社会主义的五爱教育,为他们成长为有理想、有道德、有文化、有纪律的劳动者奠定坚实的基础。

(三)正确处理心理卫生问题

当儿童刚进入学校学习的时候,儿童本人、教师、家长都希望他能够顺利地尽快适应学校的生活,在学习活动中取得优良的成绩。但这美好的愿望并不是都能实现的,有些儿童不能适应学校的生活,出现学习困难;有些因种种原因出现情绪紧张、焦虑、反应迟钝、意志薄弱、胆怯畏缩等心理异常,如在班级集体中逞强捣乱或孤僻胆小等。

家长和教师对这些异常行为不可一味指责和批评,要认真分析原因,在尊重他们的意见的同时给予正确的指导,关心、帮助儿童的学习和发展。教师应与父母共同配合,改进管教方法,对刚入学的儿童要多加关心,帮助他们适应学校生活。学习有困难时,应进行重点辅导、耐心帮助。父母应主动与教师联系,了解孩子在学校的表现与学习情况,交换教育孩子的方法与意见,提高儿童对学习的兴趣。父母与教师要提高自身的素质,事事处处起良好表率作用。对有问题的儿童,不能鄙视,要做他们的贴心人,取得他们的信任。父母与教师双方密切配合,商讨教育对策,及时引导他们克服不良行为,争做有理想、有道德、有文化和有纪律的人。

(四)加强营养、合理安排作息制度、增强体质

合理的营养、生活作息制度以及良好的身体素质,才能使学龄儿童的生理(身高、体重等)发育平稳而持续地进行,特别是以大脑为核心的神经系统的发育为其顺利地完成在各个年级的学习、生活奠定了基础。

1. 平衡膳食　合理的营养既可以保证小学生的体格生长和智力发育,又可以补充他们活动、生活和学习过程中的消耗。所以,营养指导的重点应该是保证足够的营养摄入,合理地安排进餐时间和营养素的分配,尤其要保证早餐的质和量,增加上午的课间餐,有益儿童学习注意力集中。加强营养,每天摄入优质蛋白质占总蛋白的1/2,为第二个生长高峰的需要作准备;多食富含钙的食物,如牛乳(500ml)、豆制品;培养良好的饮食卫生习惯,纠正偏食、吃零

食、暴饮暴食的不良习惯；对学生要进行营养卫生教育,当体块指数(BMI)接近或超过上限时,应调整食谱,改善进食行为,避免发生肥胖症。

2.合理安排作息制度、加强体格锻炼　为了适应儿童生长发育的需要,必须保证充足的睡眠。因此,要合理安排作息制度,要防止学习负担过重和忽视体育锻炼的倾向。开展体育锻炼,既可增强儿童的体质,也培养了儿童的毅力和奋斗精神。体育锻炼要适合学龄儿童的生长发育特点,坚持规定的锻炼科目,加强三浴锻炼、健美操、保健操等。注意休息、课外活动、劳动、文娱的合理安排,要科学地组织一个适合儿童年龄特点的、生动活泼的、有规律、有节奏的生活和学习环境,以达到既培养儿童少年的动力型,又能在相对稳定的基础上发展和改善他们对环境变化的适应能力。

(五)预防疾病与伤害

通过定期、专科或者全面体格检查,及时发现各种急、慢性疾病,并采取相应的防治措施。在传染病流行季节,积极做好预防工作;做好预防和矫治近视(阅读、书写时,将眼和书本的距离保持在 30~35cm 之间,光线应该来自左前方,书本应与桌面形成 30°~40°的角度,这样可以使文字在视网膜上形成非常清晰的影像);还要坚持做眼保健操,起到保护视力、防止近视的作用。与此同时,还要防止龋齿(坚持餐后、甜食后漱口,每天早晚刷牙)、脊柱弯曲、扁平足等常见病,有计划地开展视、听保健和口腔保健工作。许多成年期的常见病,如高血压、冠心病、糖尿病等也需要在学龄期儿童进行早预防和普查。

学校的各种教学、体育和游戏设备是少年儿童经常接触的外部环境,对他们的健康和发育有着重大影响。对学校场地的选择,教室的通风、取暖、采光、照明,课桌椅的合理设计、教学用具的卫生要求等都要实行卫生监督,以适合少年儿童的学习和生长发育的需要,加强校舍、运动场等活动地区的安全设施,防止体育劳动课的误伤;加强防止交通事故、溺水、外伤等知识的宣传及防范措施。

第五节　青春期的特点与保健

青春期是从童年过渡到成年的阶段,是儿童生长发育的最后阶段,又是生长发育突飞猛进的时期。青春期是人一生中决定体格、体质、心理和智力发育和发展的又一个关键时期,其生理、心理变化是多种多样的,而且十分显著。青春期可分为三个阶段。①青春前期:第二性征尚未出现,但体格、形态已经开始加速生长发育,女童为 10~12 岁,男童在 11~13 岁。②青春期(性成熟期):第二性征开始发育至成熟,女童是 13~16 岁、男童为 14~17 岁。③青春后期:第二性征发育完全成熟,体格生长停止,女童为 17~19 岁,男童为 18~21 岁。青春期的开始年龄、发育速度、成熟年龄以及发育最后达到的程度都有很大的个体差异,女孩一般比男孩的青春发育期早 2 年。在遗传、营养、情绪和社会经济等因素的影响下,无论男女都有早熟、平均、晚熟三种类型。

一、青春期的特点

1.体格生长加速、生殖系统渐趋成熟　青春发育期的这个阶段,既不同于儿童,也不同于成人。它的最大特点是生理上蓬勃的成长、急剧的变化,如身体外形改变、内脏功能健全、性成熟。在形态方面,体重、身高、胸围、肩宽、骨盆等都在加速生长,体重、身高的增长呈现出生后的第二个高峰,体重每年可增长达 4～5kg;身高增长速度高峰(PHV 指一年内身高增长的厘米数最高值)是青春期生长的重要标志。女孩平均 PHV 为每年 8cm,平均年龄为 12.14 岁;男孩 PHV 比女孩多 1cm 以上,年龄约比女孩晚 2 年。在功能方面,神经系统、肌肉力量、肺活量、血压、脉搏、血红蛋白、红细胞等均加强。在内分泌及性器官和功能方面,各种激素相继增量,性器官发育迅速,男女彰显出明显的性别差异:男性的第二性征表现在喉结突起、声音变粗;上唇出现密实的茸毛,或唇部有胡须,额两鬓向后移;阴毛、腋毛先后出现;10 岁前男性的睾丸只是缓慢生长,到 13 岁才开始活跃,长到 15 岁其重量接近成人;随着生殖器官和第二性征的发育,15 岁左右开始出现遗精。女性第二性征表现为声音变尖、乳房开始发育、骨盆逐渐长得宽大而臀部变大;阴毛、腋毛先后出现;从 11～12 岁开始外生殖器开始发育,继而阴道深度增加;月经初潮多半是在身高增长速度开始下降后的 0.5～1 年开始出现,月经初潮之时,卵巢只达到成熟时的 30% 左右,因此在初潮之后的一年内,月经还不能按照规律每月来潮。生殖系统是发育最晚的,它的成熟标志着人体全部器官接近完全成熟。

2. 心理发展不稳定　青春发育期生理上的显著变化,为青少年的心理急剧发展创造了重要的条件。由于青年期的身体发育、功能都已接近成人,身体外形接近甚至超过成人,性的发育更让青少年出现成人感。此时,他们在社会地位、社会参与、人际关系等方面都要求独立和尊重,甚至夸张地表达着已经长大成人的信号。因此,青年这个时期的个体不仅是在生理上获得了发育成熟,而且能够感受和体验到性的冲动,也开始了解性的社会意义和规范,但他们的思维还存在片面性,容易偏激,容易摇摆,可塑性还很大。

在此过程中,他们积极体验和验证自己的性别特征和性别吸引力。与此同时,他们不断地思索着自我和他人、自我和社会的关系,并希望能从中确定自我的态度和人生的价值观,逻辑思维发展渐趋成熟,求知欲强,出现第二个违拗期,有学者将这一过程称为自我同一性的获得期。

3. 身体、心理发育容易出现偏离问题　在青春期体格和生殖系统发育迅速,但神经、内分泌系统对内脏器官的调节功能尚不稳定,常常会发生性发育异常(月经不调、性早熟、隐睾症、小睾丸等)、生长障碍(矮小症、肥胖症、青春发育延迟等)、精神心理异常(癔症、失眠、神经性厌食、抑郁症、学校恐怖症等)和内分泌及代谢性疾病(甲状腺功能减退或亢进、青春期甲状腺肿大、高血压、糖尿病等)。

二、保健要点与措施

1. 重视青少年生活方式　青春期体格生长迅速,脑力劳动和体力运动消耗量大,必须供给充足的营养,尤其是热量和蛋白质,以保证质和量的合理供应。改善烹调技术,定时进餐、讲究饮食卫生。克服吃零食、偏食的不良习惯。

应合理安排作息时间,每天睡眠保证在 9 小时左右;建立健康卡片,每年进行一次体格检查,以预防青春期常见疾病,如保护视力、预防龋齿、脊柱弯曲、肺结核、贫血及寄生虫等。

平时要坚持体育锻炼,并按照国家教育部规定的锻炼项目开展体育活动,如打球、田径运动、游泳、冷水浴等锻炼,不仅可以锻炼身体,还可以锻炼意志。男女的体育锻炼项目要有一定区别,女青年在月经来潮期间避免参加剧烈性运动。

预防外伤、溺水、交通事故、触电、体育课的运动性损伤,要做好预防意外事故的宣教及保护性措施。

2. 重视青少年心理卫生　　青少年时期是身体形态、各器官系统以及内分泌等都发生一系列变化的时期,尤其是生殖系统的迅速发育,使心理发展水平和知识一时还不能适应,很容易使身心失去平衡。

青春期的青少年正处在第二个违拗期(第一个违拗期在3~4岁),在心理行为上常常出现一些"异常"情况,如不听老师和家长的话,生活习惯容易紊乱,不顾疲劳而热衷于某一项活动,产生孤僻,或在社会上不健康的因素影响下染上抽烟、饮酒等不良习惯。对此,家庭、学校和社会对其都有重要的影响和教育的责任。父母和教师对其品德、世界观的形成至关重要,所以父母和师长都应具备有关儿童心理及心理卫生的基本知识,不要完全以成人的标准来衡量孩子和学生。父母和师长要了解自己的言行对青少年的影响,只有自己心理健康才能使后代心理健康;在家庭和学校里经常保持轻松和谐的气氛,同时要对他们进行民主而重责任感的教育,不断陶冶自己的情操。应该尊重他们的人格,爱护他们的独立性,如遇事可以同他们商量,鼓励他们独立思考,在非原则问题上允许其自作主张,对他们的正当行为和要求给予支持,有意识地让他们经风雨、见世面,经受各种困难的考验。但是,青少年的认识能力和道德感未臻成熟,因此尚需父母和老师多对他们进行正面教育,多鼓励,少处罚,对他们的不正当行为,要以耐心坚定的态度加以疏导和纠正。

3. 适当的性教育　　青少年时期是性的觉醒期和成熟期。随着儿童年龄的增长,性功能自然而然地会慢慢地成熟。进入青春期后,如果对自己的身体形态和生理上的变化缺少思想准备,很容易产生一些异常心理;还有的开始对描写爱情的电影、电视、小说发生兴趣,对异性有特殊的好感和好奇心,个别的还会产生早恋,甚至以不正常的方式满足性的要求,而导致不良后果的发生。因此,要将青春期的性卫生知识教给男女青少年,让他们能用科学的知识来保护自己的健康,促进正常发育。对青少年的性教育要由家庭和学校共同承担。要向青少年讲解男女生殖器官的解剖结构、生理功能和一般卫生常识;要组织青少年积极参加集体有意义的活动,设法隔离可能引起他们性欲冲动的黄色电影、电视、书籍、网络游戏等。要鼓励男女同学正常交往,锻炼自己的意志,指导他们在与异性交往的过程中,做到自尊、自爱、尊重他人;讲清楚早恋的危害性,使之能理智地处理男女之间的两性关系,只要善加引导,对于种种问题,就能防患于未然。

4. 道德品质教育　　青春期的青少年其道德和法制观念虽然具备了一定的伦理道德特征,但仍旧不成熟、不稳定,还有较大的动荡性。这个阶段中学生品德发展的可逆性大,很多行为体现他们那种半幼稚、半成熟、独立性和依赖性错综复杂而又充满矛盾动荡性的特点,即人生发展的心理性断乳期。人生观、价值观开始形成的青少年,站在人生十字路口上,很容易发生两极分化,品德不良、走歧途、违法犯罪多发生在这个时期。

青少年犯罪是一个涉及面较广的社会问题。因此,要教育、管理、防范和打击四个基本环节相互联系、相互衔接,形成一个预防、干预的系统。如在儿童一开始进行社会化的过程中,父母就要给予生活准则方面的教导,使其逐渐奠定良好的道德观念、道德行为和法律意识。在防范的具体措施中,非常重要的一点是应该提高父母的文化教育素质,改善青少年的家庭教育。同时,要加强学校和社区的教育和帮教活动,净化和优化青少年的成长环境,大力帮助和挽救有轻微反社会的青少年。家长、教师应该加强青少年的德育工作,从各个方面帮助他们树立正确的观点,特别是人生观、价值观和道德观,以便让他们做出正确的抉择,顺利完成儿童青少年的社会化,以新的角色进入社会,成为社会的真正一员,为发展到成年期做好准备。

第六节　儿童营养与健康

从受孕到生后 2 年是儿童生长发育的关键阶段,如体格生长经历第一个生长高峰;神经系统发育处于优势地位,既是认知发育的关键时期,又是人类高级情感及社会交往能力萌芽及快速发展的重要阶段。在此期间,人体重要器官的生长发育依赖于充足而均衡的营养,这不仅包括能量、蛋白质的摄入,还涉及许多必需微量营养素。如果必需营养素缺乏常常可影响重要器官的生长和发育,也可间接影响免疫功能及抗感染能力。越来越多的研究表明,在此期间,营养和代谢等诸多因素,对儿童乃至成人期的健康将产生深远的影响,而早期营养不足造成的损害在 2 岁以后将无法逆转。

一、营养与体格生长

婴儿期是生后体格生长的第一个高峰时期,1 岁末体重将增加至出生体重的 3 倍,而身长则增加约 25cm,因此单位质量的营养需求远高于其他时期。通常 4 月龄婴儿摄入能量的 30%~35% 用于支持体格生长;随着年龄的增长,生长速度减慢,用于体格生长的能量逐渐下降,1 岁左右儿童用于体格生长的能量才 5% 左右,到 3 岁时此值下降到 2%。因此,能量摄入不足对于生长发育的损害在婴儿期更为常见和明显,即使是营养素的轻微缺乏也会对后期体重或身高产生累积性影响。母孕期及生后早期营养素缺乏可引起体重、身高等体格生长指标增长不足或不增,感染发生概率增加,发病率及死亡率增加等短期可见的影响。

二、营养与免疫功能

营养不良是继发免疫缺陷最常见的原因。严重的营养缺乏对宿主的防御机制具有极大的损害,如影响细胞免疫功能、中性粒细胞杀菌力、补体系统、分泌性 IgA 反应性等;这些损害在早期营养不良者中影响较大而且持久。目前已证实,很多的维生素或微量元素等特殊的必需营养素缺乏对免疫功能也有重要影响,如锌和维生素 A 的缺乏常常导致反复感染的发生。我国国家卫生计生委(原卫生部)于 2002 年开始给边远贫困地区小于 5 岁儿童大剂量补充维生素 A,对改善该地区儿童维生素 A 营养、降低感染性疾病发病率和死亡率起了重要作用。WHO 在 2005 年发表了新修订的腹泻管理推荐指南,强调所有患儿在腹泻发生时及早补充锌,有助于黏膜修复和缩短腹泻病程。

三、营养与脑发育

有实验证实:在生命早期能量和(或)必需营养素供给的减少对体格生长、器官结构和功能发育,尤其是对中枢神经系统发育具有长期及重大影响。虽然目前尚缺少特定营养素对婴儿和儿童期脑发育影响的研究资料,但实验室及流行病学研究发现,早期蛋白质-能量营养不良通常会伴有其他营养素缺乏,在影响体格生长的同时也会干扰脑功能发育,从而导致认知发育异常。微量营养物质的缺乏同样会给儿童健康带来短期和长期影响,如铁缺乏已成为世界性公共健康问题,尤其是在发展中国家,其患病率可高达40%~60%。研究显示,早期发生贫血的儿童可能对体格生长没有影响,却可造成认知和行为缺陷,而且这种影响通常不可逆转;即使到学龄期,贫血虽得到纠正,但其学习能力仍然较差。生命早期发生轻度碘缺乏,即使在生后接受了治疗,也可导致IQ值下降5~7,由此而产生的学习能力受损和生长能力下降,最终会转化为影响收入的经济学指标。而早期营养干预对学业和经济生产力具有持续的良性作用,例如,在危地马拉的一项研究显示,3岁前服用具有高度营养饮食的补充剂的男孩成年后,具有更高的阅读理解和非言语认知能力,而且获得的时薪较平均水平高46%。

四、营养与代谢

2005年,我国部分城市疾病死因分析显示,慢性非传染性疾病,如心脑血管疾病、内分泌及代谢病,约占全部死因的41.6%。因此,对成年期慢性非传染性疾病引起的不良效应研究已成为热点。近20年来,国内外学者通过流行病学调查发现,孕期营养、出生体重等生命早期营养状况与成年后血压、血脂、血糖及胰岛素敏感性,以及肥胖、骨质疏松乃至肿瘤等疾病发生率具有相关性,并基于循证研究的结果提出了关于人类疾病起源的新概念—DOHaD(Developmental Origins of Health and Disease),即"健康与疾病的发育起源"或"代谢程序化(metabolic programming)"。这一概念在1974年由Dorner首先提出,以后因Barker等人发表的流行病学调查结果得到广泛认可。他们的回顾性调查结果显示,出生体重及1岁时的体重分别与成人期发生的高血压、糖尿病和冠心病的危险性存在显著的相关性。因而提出假设:孕母或者胎儿的营养不良导致的胎儿生长受限可能增加出生后发生慢性疾病的危险性。最近的研究结果表明,低出生体重儿在出生后出现快速"追赶生长"现象可能是产生损害的原因之一。其机制可能是由于生命早期的营养不足使个体更适合于低能量环境,如果将其置于高能量环境,以后患病的风险则增加。但是,当胎儿营养供应的变化不大时,机体的"妥协"则可能不会立即通过表型的改变显现出来,从而表现为代谢和神经内分泌生理方面的变化,这些变化使个体对将来诱发肥胖的环境特别敏感。1959~1964年,我国发生严重自然灾害期间出生的儿童,普遍经历了食物缺乏及营养不良。调查发现,与1964年出生的女性比较,1959~1961年出生的女性步入中年后,体质指数(body mass index,BMI)显著增高,患超重和肥胖危险性分别增加了28.9%和46.5%。此调查证明了早期营养不良对成人期慢性疾病的影响。然而,也有研究表明,孕期营养能量过剩不仅会导致孕妇体重增长过多及巨大儿娩出,也会增加不良妊娠结局的发生;巨大儿与成年期胰岛素抵抗、2型糖尿病发生率增高有关。因此,处于出生体重两个极端者,未来发生代谢综合征的危险性均高于正常出生体重儿。探讨上述现象发生的机制以及代谢程序的研究,通过妇产科和儿科学工作者的努力,将可能有效防止母亲孕期和婴儿期疾病发生的风险,并由此促进人群的长期健康。

此外,喂养方式与肥胖病发生的研究从另一方面证实了营养对代谢的重要性。系统综述和 meta 分析发现,母乳喂养具有微弱但是明确预防肥胖的作用,而这种预防作用与社会阶层和生活方式无关。其原因可能与生后 1 岁内母乳喂养婴儿生长速度相对比较慢,以及母乳中的蛋白质含量相对比较低有关。流行病学的调查结果显示,在儿童早期热量、脂肪和碳水化合物摄入量正常的情况下,过多的蛋白质摄入与早期体内脂肪的规程以及 BMI 升高有非常密切的关系。因此有人提出"早期蛋白质假说",认为人工喂养儿摄入蛋白质含量过多的配方乳,可能导致今后发生肥胖病的危险性增加。

由此可见,儿童期营养与健康息息相关。早期营养不良将给儿童带来不可逆转的近期和远期危害。近期危害表现为体格和认知发育迟缓,患病率和死亡率增加;远期危害表现为智力落后,学习和工作能力下降,罹患心血管疾病、糖尿病、高血压等慢性病的风险增加。目前,改善儿童营养状况尤其是早期营养状况,是各国面临的共同问题。因此,世界卫生组织在 2004 年有关健康的全球战略草案中特别强调孕产妇和早期婴儿的营养与健康的重要性。2008 年的《柳叶刀》杂志专题讨论孕产妇和早期儿童低营养状态对人一生健康的影响及其应对策略。我国国家卫生计生委(原卫生部)于 2012 年公布的《中国 0～6 岁儿童营养发展报告》中指出"生命早期 1000 天,决定孩子一生的营养与健康状况"。因此,儿童营养促进应当从孕期开始,从出生到青春期结束,贯穿于整个生长发育时期,重点为生命早期。

第七节　儿童营养需求

儿童需要合理的营养素以支持正常的生长发育。2000 年中国营养学会将营养素分为:能量(energy)、宏量营养素(macronutrients)(蛋白质、脂肪及碳水化合物)、微量营养素(micronutrients)(矿物质及维生素)和其他膳食成分(other dietary elements)(膳食纤维、水)。

人体需要的各种营养素都需要从每天的饮食中获得,若某种营养素长期摄入不足或摄入过多都可能产生相应的营养不足或过多的危害,其危险性与摄入量间存在明显关系(图 3-2)。

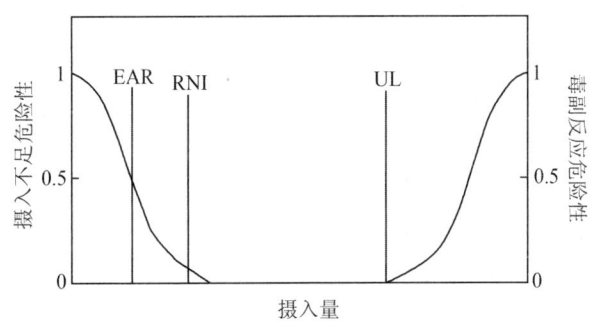

图 3-2　营养素摄入不足或过多的危险性

为了帮助个体和人群安全地摄入各种营养素,避免可能产生营养不足或过多,营养学家根据有关营养素需要量,提出了适用于各年龄、性别及生理状态人群的膳食营养素参考摄入量(dietary reference intakes,DRIs),并对如何应用这些参考值来评价膳食质量和制订膳食计划提出了建议。DRIs 是一组每日平均膳食营养素摄入量的参考值,它是在推荐营养素供给量(recommended dietary allowance,RDAs)的基础上发展起来的,包括以下 4 项内容:

1. 平均需要量(estimated average requirement,EAR)　能维持基本生命活动的某种营养素的需要量。当摄入量达到 EAR 水平时,可以满足某一特定性别、年龄及生理状况群体中 50% 个体对该营养素的需要;对个体可以满足自身 50% 需要,缺乏的可能性为 50%。EAR 是制订推荐摄入量的基础。就儿童而言,EAR 通常能够维持正常生长发育并防止出现特定营养素的缺乏。

2. 推荐摄入量(recommended nutrient intake,RNI)　能满足某一特定性别、年龄及生理状况群体中,绝大多数个体(97%~98%)需要量的摄入水平,通常 RNI=EAR+2SD。RNI 可用于评价群体或个体的营养摄入情况,但并不能就此得出个体对某营养素摄入充足、不足或过量的结论。

3. 适宜摄入量(adequate intake,AI)　当某种营养素的个体需要量研究资料不足,无法获得 EAR 时,可以通过观察或实验获得健康人群某种营养素的摄入量,即 AI,来代替 RNI。虽然 AI 与 RNI 均可用做个体摄入量的目标值,但 AI 可能高于 RNI,且不如 RNI 准确,故在使用时应更加谨慎。

4. 可耐受最高摄入量(tolerable upper intake,UL)　这是平均每日可摄入该营养素而无风险的最高量,当摄入量超过 UL 时,可能会损害机体健康。需要注意的是,UL 并不是一个建议的摄入水平。但许多的营养素目前尚缺乏制订 UL 的资料,所以没有 UL 并不意味着过多摄入这些营养素没有潜在的危险。

需要指出的是,机体摄入的食物和营养素的量每天都不尽相同,这里使用的"摄入量"是指在一段时间,譬如几周或几个月期间内的平均摄入量。作为常规,需要量是用一种摄入率单位表示,如 mg/d 或 mg/(kg·d),但这并不表示每天的需要量必须摄入。另外,DRIs 是应用于健康人的膳食营养标准,而不是用于急性或慢性疾病患者的营养治疗标准,也不是为以前患过营养缺乏病的人而设计的营养补充标准。

一、能量

能量是维持人体生命活动最重要的营养成分之一。生命过程其实就是一个能量摄入、储存与消耗的动态过程。在理想状态下,机体能量的消耗与从食物中获得的能量恰好相等,达到能量平衡。体重是衡量能量代谢的敏感指标,当能量摄入等于能量消耗时,机体维持原有状态与功能;当能量摄入多于能量消耗时,剩余的能量以脂肪组织的形式储存在体内,表现为超重与肥胖;当能量摄入少于能量消耗时,机体动员、使用体内储备能量,表现为体重逐渐减轻,体形消瘦。

能量的统一计量单位为焦耳(Joule,J)或卡(calorie),通常以千卡(kilo-calorie,kcal)作为能量摄入与消耗的通用单位。两者间的转换关系为 1kcal＝4.184kJ。碳水化合物、蛋白质及脂肪是体内主要的供能营养素，在氧化生成水和二氧化碳的过程中，释放能量，供机体利用。碳水化合物、蛋白质及脂肪在体内实际产能分别为 16.8kJ(4kcal)/g、16.8kJ(4kcal)/g 和 37.8kJ(9kcal)/g。

成人的能量摄入主要用于维持基础代谢(basal metabolism, BM)、体力活动消耗、排泄及食物热效应；而儿童还需要较多的能量用于支持生长发育，故儿童单位质量的能量需要量较成人多。

(一) 基础代谢

基础代谢是维持基本生命活动所需的最低能量，即人体在清醒、安静、空腹(进食后 12～14 小时)，室温适宜(18～25℃)时维持呼吸、心跳、体温、循环、腺体分泌、肌肉的一定紧张度等生理过程所消耗的能量。在单位时间内每平方米体表面积所需的基础代谢能量称为基础代谢率(basal metabolic rate, BMR)。人体基础代谢所需能量受年龄、性别、体表面积、生长发育、内分泌及神经活动等影响。儿童基础代谢率较成人高 10%～15%，一般占总能量的 50%，并随着年龄增长、体表面积的增加而逐渐减少。如婴儿期是一生中代谢最活跃的阶段，故每天平均需能量 230.12kJ/kg(55kcal/kg)，7 岁时每天所需约 183.92kJ/kg(44kcal/kg)，12 岁时约需 125.52kJ/kg(30kcal/kg)。各种器官能量的消耗与该器官大小及功能相关，在基础代谢中所占的比例也随年龄的不同有所不同。与成人相比，婴儿脑重占体重比例大，其代谢率也较成人高；婴幼儿期脑代谢占总基础代谢的 1/3，而成人期则减少到 1/4；肌肉活动耗能在婴儿期较少，仅占 8%，成人期则占 30%。婴幼儿期基础代谢的消耗基本无性别差别。

(二) 生长发育

在儿童时期，能量摄入还要支持正常的生长发育，这部分能量所需是儿童所特有的。机体每增加 1g 新组织，约需消耗 20.92kJ(5kcal) 的能量；每增加 1g 蛋白质约需能量 25.08kJ(6kcal)；每增加 1g 脂肪需要能量 50.21kJ(12kcal)。生长发育所需能量与生长的速度成正比，即随年龄增长逐渐减少，如 0～3 月龄时约 35% 的能量用于支持生长发育，1 岁时约 5%，到青春后期则基本为 0。能量供应不足可使生长发育速度减慢，甚至停滞。

(三) 活动

除基础代谢外，活动是人体能量消耗的主要构成部分。活动量及强度越大，消耗能量也越多。用于活动的能量波动较大，是儿童能量平衡中最易发生变化的一部分，与儿童身体大小、活动强度、持续时间、活动类型等均有密切关系。婴儿一般每天需 62.8～83.7kJ(15～20kcal)/kg，但好哭、多动的婴儿可高出 2～3 倍；而安静、少哭婴儿可减少 1/2；年长儿自由活动增多、强度增加，需要消耗的能量也增多；12～13 岁每天可达 125.5kJ(30kcal)/kg。当患有能量-蛋白质营养不良时，儿童为维持重要器官代谢功能，常表现出活动减少。

(四) 食物热效应

食物热效应(thermic effect of food, TEF)也称食物特殊动力作用(specific dynamic action, SDA)，是指进食后机体用于消化食物、吸收、运送、储存以及代谢所利用营养素消耗的能量。摄入不同食物消耗的能量各不相同:蛋白质最多,为自身产能的20%~30%;脂肪最低,为2%~4%;碳水化合物约为6%。进食混合食物后,能量代谢值较原来的基础代谢率增高10%左右。婴儿摄取食物和蛋白质相对较多,故这方面消耗能量也较大,占总能量的7%~8%,年长儿吃混合饮食占5%左右。

(五)排泄物中能量损失

每天摄入的食物不能完全消化吸收的产能营养素及其代谢产物,随大小便排出体外,这部分丢失的能量一般不超过总摄入量的10%,婴儿每天为33.44~45.98kJ(8~11kcal)/kg。腹泻时此项能量丢失增加。

2000年中国营养学会制订的婴儿期能量需要量约397.1kJ(95kcal)/(kg·d),1岁以后按每天计算(表3-2)。

表3-2 不同年龄、性别儿童的能量和蛋白质的RNIs及脂肪供能比

年龄/岁	能量#				蛋白质		脂肪占能量百分比/%
	RNI/MJ		RNI/kcal		RNI/g		
	男 M	女 F	男 M	女 F	男 M	女 F	
0~	0.4MJ/kg		95kcal/kg		1.5~3g/(kg·d)		45~50
0.5~							30~35
1~	4.60	4.40	1100	1050	35	35	
2~	5.02	4.81	1200	1150	40	40	30~35
3~	5.64	5.43	1350	1300	45	45	
4~	6.06	5.83	1450	1400	50	50	
5~	6.70	6.27	1600	1500	55	55	
6~	7.10	6.67	1700	1600	55	55	
7~	7.53	7.10	1800	1700	60	60	25~30
8~	7.94	7.53	1900	1800	65	65	
9~	8.36	7.94	2000	1900	65	65	
10~	8.80	8.36	2100	2000	70	65	
11~	10.04	9.20	2400	2200	75	75	
14~	12.00	9.62	2900	2400	85	80	25~30
18~							20~30

注:各年龄组的能量的RNI与其EAR相同(凡表中数字缺如之处表示未制订该参考值)

不同年龄各项能量消耗见图3-3。需注意,能量的需要存在个体差异,即使是体重、年龄、性别一致的婴幼儿,其能量需要也不尽相同,应根据具体情况酌情加减。

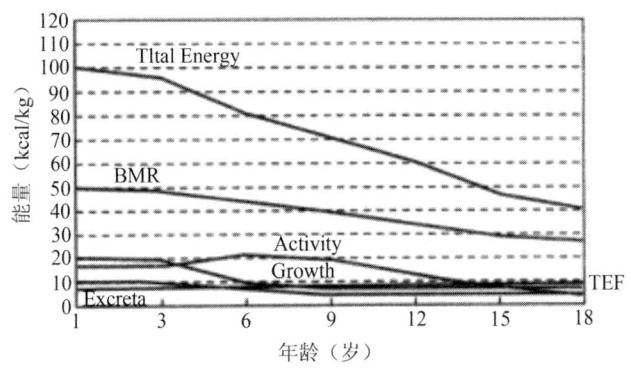

图 3-3 儿童能量分布特点

注：Total energy 为总能量；BMR 为基础代谢率；Activity 为活动；Growth 为生长；Excreta 为排泄；TEF 为食物热力作用

二、宏量营养素

（一）蛋白质

蛋白质（protein）是构建组织和细胞的基本物质，与各种形式的生命活动密切相关，是生命存在的物质基础。食物中的蛋白质主要用于机体的组织、器官构成和组织修复；通过构成多种重要生理活性物质的成分，参与调节生理功能；在体内降解成氨基酸，经脱氨基作用生成的 α-酮酸，经三羧酸循环氧化分解，同时释放能量，是人体能量来源之一。

蛋白质的基本构成单位是氨基酸，虽然自然界中氨基酸有 300 多种，但组成人体蛋白质的氨基酸只有 20 种。在这 20 种氨基酸中，一部分可在体内合成，称为非必需氨基酸；另一部分则不能合成或合成速度不足，必须由食物供给，称为必需氨基酸。儿童除需要与成人相同的 9 种必需氨基酸（赖氨酸、色氨酸、蛋氨酸、苯丙氨酸、亮氨酸、异亮氨酸、苏氨酸、缬氨酸和组氨酸）外，半胱氨酸、酪氨酸、精氨酸和牛磺酸等亦为儿童期的条件必需氨基酸，即对特殊人群需外源性供给。

人体所需蛋白质来源于多种食物，凡其蛋白质中各种必需氨基酸的构成比例（称为氨基酸模式）与人体蛋白质的氨基酸模式接近的食物，其必需氨基酸在体内的利用率就高，称为优质蛋白，如动物蛋白、大豆蛋白；反之则低，如植物蛋白。鸡蛋蛋白质的氨基酸模式与人体蛋白质的氨基酸模式最为接近，在比较食物蛋白质营养价值时常用做参考蛋白质（reference protein）。当食物蛋白质中一种或几种必需氨基酸含量相对较低，导致其他必需氨基酸在体内不能被充分利用而使蛋白质营养价值降低，这些含量相对较低的氨基酸称为限制性氨基酸（limiting amino acid），如赖氨酸为谷类蛋白的限制性氨基酸。多种食物蛋白质混合食用，其所含有的必需氨基酸取长补短、相互补充，从而可提高蛋白质的利用率，这种现象称为蛋白质互补作用（protein complementary action）。例如小麦、米、玉米等蛋白缺乏赖氨酸，而豆类则富含赖氨酸，故两类食物搭配即可补充蛋白质赖氨酸的不足。食物加工，如豆制品的制作可使蛋白质与纤维素分开，亦可提高蛋白质的利用率。

蛋白质的生理需要量受经济条件、生活水平及饮食文化背景的影响。蛋白质长期摄入不足会减少组织增长和修复，导致生长发育迟滞、组织功能异常，甚至威胁生命；蛋白质摄入过多则可能增加肾溶质负荷。2000年，中国营养学会修订的《中国居民膳食指南》表明，合理的膳食中，蛋白质供能应占总能量的8%～15%，蛋白质的RNI为1.5～3g/(kg·d)；1岁后蛋白质RNI逐渐减少，直至成人的1.1g/(kg·d)。婴幼儿生长旺盛，保证蛋白质的供给量与质量非常重要，因此食物中应有50%以上的优质蛋白质。

(二)脂类

脂类(lipid)是脂肪(fat)和类脂(lipoids)的总称。脂肪由甘油与脂肪酸构成，类脂包括磷脂、糖脂和固醇类。脂肪约占脂类的95%，大部分分布于皮下、大网膜、肠系膜等脂肪中。脂类是人体必需的宏量营养素之一，是机体的第二供能营养素；也是构成人体细胞的重要成分，如细胞膜、神经髓鞘等；此外，尚与多种生理功能，如促进脂溶性维生素吸收、维持体温、促进碳水化合物代谢及内分泌作用等有关。

人体不可缺少而又不能自身合成、必须由食物供给的多不饱和脂肪酸称必需脂肪酸(essential fatty acid, EFA)。n－6系列中的亚油酸和n－3系列中的α－亚麻酸是人体的2种必需脂肪酸。此外，n－3系列和n－6系列中许多脂肪酸，如花生四烯酸、二十碳五烯酸(EPA)、二十二碳六烯酸(DHA)等都是人体不可缺少的长链多不饱和脂肪酸，人体可以利用亚油酸和α－亚麻酸来合成。必需脂肪酸对细胞膜功能、基因表达及防治心脑血管疾病和生长发育等有重要作用。研究发现，EPA具有降血脂、预防动脉粥样硬化和防止心肌缺血的作用；而DHA占大脑总脂肪含量的24%～37%，对维护脑功能和视敏度有重要作用。必需脂肪酸的缺乏会影响机体的新陈代谢，如n－3脂肪酸缺乏可造成学习能力下降、视力异常；而n－6脂肪酸缺乏则可引起生长停滞、皮肤疾病、生育受阻以及脂肪肝等。

除食用油脂含约100%的脂肪外，动物性食物和坚果类食物也含有丰富的脂肪，其中植物油及坚果类含有较多的多不饱和脂肪酸。亚油酸普遍存在于植物油中，亚麻酸在豆油和紫苏籽油中较多，鱼贝类含有丰富的EPA和DHA；而动物脂肪饱和脂肪酸与单不饱和脂肪酸含量较多；动物内脏，尤其是脑中含有较多的胆固醇。

目前研究已证实，脂肪摄入量和脂肪酸组成(如脂肪摄入量过高，尤其是饱和脂肪酸摄入量过高)与多种慢性病有关，如肥胖、心血管疾病，甚至是某些肿瘤。因此，在制订合理膳食计划时，既要考虑膳食脂肪摄入量，又要考虑膳食脂肪酸组成。在儿童时期，由于大脑快速发展，神经纤维的髓鞘化，故对脂肪的需求量高于成人。2000年，中国营养学会建议婴儿期脂肪所提供的能量应占总能量的45%(35%～50%)；随着年龄的增长，脂肪占总能量比例下降，年长儿为25%～30%，我国尚未对脂肪酸的供给量提出建议。2001年，美国提出，n－3多不饱和脂肪酸宜占总能量的3%～10%；n－6多不饱和脂肪酸占0.2%～1.2%。

(三)碳水化合物

碳水化合物(carbohydrates)，又称糖类，包括单糖、双糖、低聚糖和和多糖，是人类获取能量最经济、最主要的来源，其在体内释放能量较快，是神经系统和心肌的主要能源，也是肌肉活动时的主要燃料,对维持神经系统和心脏的正常供能、增强耐力、提高工作效率都有重要意义。此外,碳水化合物也是构成细胞和组织的重要成分。细胞含糖类2%～10%,分布在细胞膜、细胞器膜、细胞质以及细胞间质中;脑和神经组织含大量糖脂,主要分布在髓鞘上,还可与脂肪酸或蛋白质结合成糖脂、糖蛋白和蛋白多糖,成为具有重要功能的物质,参与细胞的多种生理活动。核糖及脱氧核糖又是构成核酸的重要成分。

膳食中碳水化合物的主要来源是粮谷类和薯类食物;其次是食糖作物,然后依次是根茎作物、水果、蔬菜、豆类及乳制品。婴儿,尤其是6月龄内婴儿的碳水化合物主要是乳糖,其次为蔗糖和淀粉。膳食中碳水化合物比例过少,可造成膳食蛋白质浪费、组织蛋白质和脂肪分解增强以及阳离子的丢失等;比例过高,则引起蛋白质和脂肪的摄入减少,造成不良后果。研究证明,膳食碳水化合物所占总能量比值>80%或<40%都不利于健康。由于体内其他营养素可转变为碳水化合物,因此其适宜需要量尚难确定,临床常以其可提供能量的百分比表示。2000年中国营养学会修订的碳水化合物适宜摄入量中指出,2岁以上儿童碳水化合物所产的能量应占总能量的55%～65%。

均衡膳食中宏量元素供给应平衡,比例适当,否则易发生代谢紊乱。为满足儿童生长发育的需要,首先应保证能量供给,其次是蛋白质。调查研究发现,蛋白质、能量营养充足的平衡膳食可满足儿童生长需要的微量营养素,即平衡膳食能满足所有微量营养素的需要,不需另外补充。

三、微量营养素

(一)维生素

维生素是维持人体正常生理功能所必需的一类有机物质,其主要功能是调节人体的新陈代谢及生长发育,不产生能量。虽然维生素的需要量较少,但因大多数在体内不能合成或合成量不足,故必须由食物提供。维生素的种类很多,化学结构与生理功能各不相同,根据其溶解性可分为脂溶性(维生素A、D、E、K)和水溶性[维生素C、维生素B_1(硫胺素)、维生素B_2(核黄素)、烟酸(尼克酸、维生素PP)、维生素B_6(吡哆素)、叶酸、维生素B_{12}(氰钴胺素)、泛酸、生物素]两大类。

脂溶性维生素的特点:主要改变复合分子及细胞膜的结构,为高度分化组织的发育所必需;分子特异性不高,均有前体;由于易溶于脂肪和脂肪溶剂中,故可储存在体内,不需每天供应;脂溶性维生素排泄缓慢,缺乏时症状出现较迟,但过量易致中毒。

水溶性维生素的特点:主要参与辅酶的形成,有高度的分子特异性,没有前体,除了碳、氢、氧以外,还常常含有氮、硫、钴等元素;因易溶于水,其多余部分可迅速从尿中排泄,不易储存,故需每天供给;缺乏后症状迅速出现,过量时一般不易发生中毒。

人体维生素不足或缺乏是一个渐进过程,当膳食中长期缺乏某种维生素,最初表现为组织中维生素的储备下降,继而出现生化代谢和生理功能异常,引起组织学上的缺陷,最后出现各种临床症状。某些维生素的边缘性缺乏(亚临床缺乏),如亚临床维生素A缺乏,并不一定出现临床症状,但可引起机体不适或对疾病的抵抗力下降等,应引起医生的重视。此外,对于脂溶性维生素,还应特别注意摄入过多也会对健康产生有害的作用。

常见维生素的 RNI(AI)主要功能和食物来源见表 3－3。对婴儿而言,维生素 A、D、C、B_1 是容易缺乏的微营养素,供给量分别是 400μgRE/d、10μg/d、40mg/d、0.3mg/d。

(二)矿物质

人体内除了碳、氢、氧、氮以外的元素统称矿物质(无机盐),可分为常量元素和微量元素两大类。在体内含量高于体重的 0.01% 的元素为常量元素,占人体总量的 99.5%。包括钙、磷、镁、钠、氯、钾、硫等。常量元素主要参与构成人体组织成分,如骨骼、牙齿等;维持水电解质平衡;调节神经肌肉兴奋性;参与酶的构成,激活酶的活性等。在体内含量低于体重的 0.01% 的元素为微量元素。根据科学研究,到目前为止,已被确认与人体健康和生命有关的必需微量元素有 18 种,即铁、铜、锌、钴、锰、铬、硒、碘、镍、氟、钼、钒、锡、硅、锶、硼、铷、砷等。微量元素虽然在体内含量低,但具有十分重要的生理功能,如为酶、维生素必需的活性因子;构成或参与激素的作用;参与核酸代谢等,其中铁、碘、锌为容易缺乏的微量营养素。

矿物质不能在体内生成,必须由食物和水供给,在新陈代谢的过程中也不会消失,必须通过各种途径(皮肤、黏膜、粪、尿等)排出体外。常量元素和微量元素在体内都有适宜的浓度范围。在一定范围内有益于人体的正常生理活动和保持健康,摄入量缺乏或过多都会导致疾病的发生和发展。儿童时期由于消化功能发育不完善,对这些物质的消化吸收比较差,较易出现矿物质、微量元素缺乏,导致新陈代谢失常和生长发育滞后。如低钙导致婴儿手足搐搦症、佝偻病;铁缺乏引起贫血;碘缺乏导致甲状腺功能减退症等。各种矿物质的 RNI(AI)主要功能和食物来源见表 3－4。

表 3－3 常量和微量元素的 RNIs 或 AIs

年龄(岁)	钙Ca AI/mg	磷P AI/mg	钾K AI/mg	钠Na AI/mg	镁Mg AI/mg	铁Fe AI/mg	碘I RNI/μg	锌Zn RNI/mg	硒Sc RNI/μg	铜Cu AI/mg	氟F AI/mg	铬Cr AI/μg	锰Mn AI/mg	钼Mo AI/mg
0～	300	150	500	200	30	0.3	50	1.5	15(AI)	0.4	0.1	10		
0.5～	400	300	700	500	70	10	50	8.0	20(AI)	0.6	0.4	15		
1～	600	450	1000	650	100	12	50	9.0	20	0.8	0.6	20		15
4～	800	500	1500	900	150	12	90	12.0	25	1.0	0.8	30		20
7～	800	700	1500	1000	250	12	90	13.5	35	1.2	1.0	30		30
						男 女		男 女						
11～	1000	1000	1500	1200	350	16 18	120	18.0 15.0	45	1.8	1.2	40		50
14～	1000	1000	2000	1800	350	20 25	150	19.0 15.5	50	2.0	1.4	40		50
18～	800	700	2000	2200	350	15 20	150	15.0 11.5	50	2.0	1.5	50	3.5	60

注:凡表中数字缺如之处表示未制定该参考值

表 3-4 脂溶性和水溶性维生素的 RNIs 或 AIs

年龄(岁)	维生素A V_A RNI /μgRE	维生素D V_D RNI /μg	维生素E V_E AI /mgα-TE*	维生素B_1 V_{B1} RNI /mg	维生素B_2 V_{B2} RNI /mg	维生素B_6 V_{B6} AI /mg	维生素B_{12} V_{B12} AI /μg	维生素C V_C RNI /mg	泛酸 Pantothenic acid AI /mg	叶酸 Folic acid RNI /μgDFE	烟酸 niacin RNI /mgNE	胆碱 choline AI /mg	生物素 biotin AI /μg
0～		10	3	0.2(AI)	0.4(AI)	0.1	0.4	40	1.7	65(AI)	2(AI)	100	5
0.5～	400(AI)	10	3	0.3(AI)	0.5(AI)	0.3	0.5	50	1.8	80(AI)	3(AI)	150	6
1～	400(AI)	10	4	0.6	0.6	0.5	0.9	60	2.0	150	6	200	8
4～	500	10	5	0.7	0.7	0.6	1.2	70	3.0	200	7	250	12
7～	600	10	7	1.0	1.0	0.7	1.2	80	4.0	200	9	300	16
11～	700	5	10	1.2	1.2	0.9	1.8	90	5.0	300	12	350	20
	男 女			男 女	男 女						男 女		
14～	800 700	5	14	1.5 1.2	1.5 1.2	1.1	2.4	100	5.0	400	15 12	450	25
18～	800 700	5	14	1.4 1.3	1.4 1.2	1.2	2.4	100	5.0	400	14 13	500	30

注:凡表中数字缺如之处表示未制订该参考值

*:α-TE 为 α-生育酚当量

四、其他膳食成分

(一)膳食纤维

膳食纤维是指不被人体消化吸收的多糖类碳水化合物与木质素,主要来自植物的细胞壁,包括纤维素、半纤维素、木质素、果胶、树胶等。按其来源分为不可溶性(纤维素、半纤维素和木质素)和可溶性(果胶、树胶、燕麦糖)两类。膳食纤维具有许多重要的生理功能,如吸收大肠水分,软化大便,增加大便体积;吸附螯合胆汁酸、胆固醇等有机分子及肠内有毒物质,通过促进肠蠕动使其排出体外等,是维持人体健康必不可少的重要营养素之一。

膳食纤维主要来源于植物性食物,如谷、薯、豆类、蔬菜及水果,谷物是膳食纤维最主要的来源,全谷粒和麦麸等富含膳食纤维,而精加工的谷类食品则含量少。婴幼儿可从谷类、新鲜蔬菜、水果中获得一定量的膳食纤维。当膳食纤维摄入不足及缺乏时会导致心脑血管和肠道代谢等方面的多种疾病,如代谢综合征、便秘及某些癌症(如结肠癌、乳腺癌)都与膳食纤维摄入量不足有关;但摄入过多则会产生饱腹感,致使能量摄入不足。我国目前尚未提出明确的膳食纤维推荐摄入量标准。中国营养学会于 2000 年推出的 DRIs 中,暂定摄取膳食纤维的适宜推荐摄入量为:中等能量摄入 10MJ(2400kcal)的成人膳食纤维的适宜摄入量为 30g/d;对于儿童尚无数据,但婴儿 6 月龄后应逐渐增加食物纤维素。美国 FDA 推荐儿童膳食纤维的适宜摄入量为:2岁内5g/d,2岁后按其年龄加5～10g/d计算,20岁后为20～35g/d。

(二)水

水是人类赖以维持最基本生命活动的物质,参与构成身体成分,作为各种物质的溶媒,参与营养素在体内的转运和代谢,并构成细胞赖以生存的外环境。所有的新陈代谢和体温调节等活动都必须有水的参与才能完成。人体内水分含量随年龄增长逐渐减少,新生儿体内含水量为体重的70%～75%,随着年龄的增长,机体水逐渐减少,10～16岁后,减至成人水平,为60%～65%。缺乏和长期饮水不足,可引起体内失水,当体内损失10%的水分即可导致严重的代谢紊乱,损失20%的水分即可死亡。正常情况下,机体不会出现水中毒,但在疾病情况下,如肾脏疾病、充血性心力衰竭以及输液不当时可能发生。水过量时亦可致代谢紊乱,严重时可引起颅内压增加,甚至死亡。

体内水的来源包括饮水、食物中的水和内生水三部分。水的排出以肾脏为主,约占60%,接下来是经肺、皮肤和粪便。正常情况下,水的摄入量与排出量处于动态平衡中,以保持体液的恒定性。水的需要量受代谢情况、年龄、体力活动、环境温度、膳食、疾病和损伤等多种因素影响,故个体间水需要量的变化很大。婴儿由于新陈代谢旺盛以及摄入蛋白质和矿物质较多,对水的需求量也相对较大。美国及加拿大公布的水和电解质摄入推荐量标准:0～6月龄婴儿,母乳的平均摄入量约为780ml/d,根据母乳中约87%的含水量计算的水摄入量约为680ml/d,纯母乳喂养的婴儿不需要额外补充水分;对于7～12月龄的婴儿,母乳的平均摄入量约为600ml/d,由母乳提供的水分为520ml/d,加上添加辅食和饮品提供的水分约320ml/d,此阶段婴儿的水摄入量约为840ml/d。我国目前尚未对儿童的需水量做出推荐。

第八节　学龄前、学龄期儿童和青春期营养与膳食

整个生长发育期的儿童均需要充足而均衡的营养支持,但在不同的年龄阶段需要考虑的重点各有不同。早期营养与喂养的目标是通过培养良好的进食行为习惯,保证儿童目前及将来的健康。只有熟悉各年龄期生长发育及营养的特点,才能更好地进行营养及喂养咨询指导。

一、婴幼儿营养与膳食

婴儿期是生后体格生长的第一个高峰期,1周岁时体重为出生时的3倍,身长是出生时的1.5倍,头围在第一年内增加10～12cm。即使是幼儿期,其体格生长虽有减慢,但相对于整个儿童时期仍然较快。与此同时,心理行为在婴幼儿时期迅速发展。为适应婴幼儿期的快速发育,必须提供丰富的营养满足需要。然而,由于婴幼儿消化功能尚未成熟,进食技能发育不完善,轻微的喂养不当即可导致腹泻、营养不良、贫血及消化紊乱等疾病。因此,对于婴幼儿膳食安排,需要特别关注。

二、学龄前期儿童营养和膳食

学龄前期儿童生长速度减缓,各器官持续发育并逐渐成熟,足量供给其生长发育所需的营养、帮助其建立良好的饮食习惯是此期营养与膳食的关键。

学龄前期儿童膳食已基本与成人的相同,但主食中粮食的摄入量较成人少。此期能量需求每天供给 5.9~7.5MJ(1400~1800kcal),蛋白质 45~55g,碳水化合物需要量较婴幼儿高,逐渐成为能量的主要来源。学龄前儿童骨骼生长迅速,对矿物质尤其是钙的需要量大,其他微量元素如锌、铁和维生素也须供给充足。

学龄前期儿童已具有良好的运动技能,能很好地使用餐具及杯子,并能坐在餐桌前与成人一同进餐。由于生长速度减慢,他们对于进食的兴趣常无法预料,可能表现为暂时性对进食不感兴趣。此期由于注意力容易分散使其用于进餐的时间减少;尽管如此,仍应鼓励他们参与家庭进食(15~20 分钟)。

学龄前期儿童活动范围增大,他们对进餐时的周围环境更感兴趣,尤其是在非家庭环境中进餐时。通过互动交流及观察其他小朋友或成人进餐,学龄前期儿童对在哪里、何时、吃什么、吃多少有了自己的看法。随着这些自主意识的增强,儿童出现食物选择性,同时进食量会受到很多环境因素的影响,如就餐时间、烹调方法以及其他人的进食行为等。

在学龄前期,多数儿童进餐频率逐渐接近成人,通常是 3 次正餐和几次点心。虽然儿童每餐的摄入量可能不同,但每天的总能量摄入基本保持一致。儿童可因食物中能量及营养素密度不同而调整进食量,但他们尚不具备选择均衡膳食的能力。因此,学龄前期儿童需要成人选择并提供多种多样与其进食技能发展相适应的营养性食物,必要时还需进行进食示范。

学龄前期膳食安排特点如下(图 3-4):

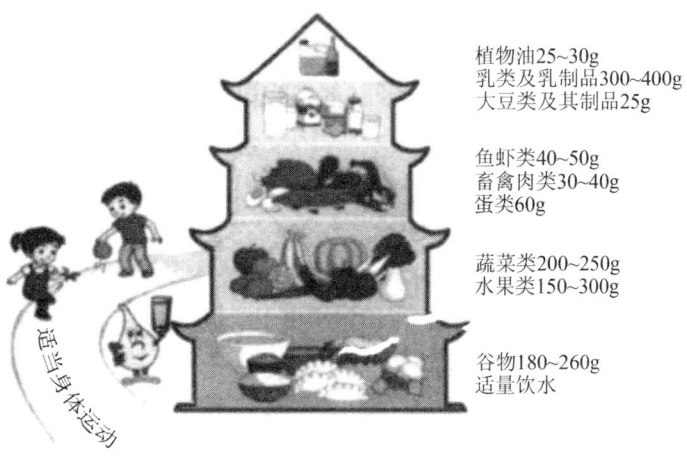

图 3-4　学龄前儿童膳食宝塔

1. **保证能量和蛋白质的摄入**　蛋白质占总能量的 12%~14%,脂肪占 30%~35%,碳水化合物占 50%~60%。要保证充足优质蛋白质和不饱和必需脂肪酸的供给,脂肪应有 1/2 来自植物。碳水化合物和饱和脂肪酸不宜过度,以免引起肥胖。

2. 食物种类多样化,重视营养素平衡 以谷类食物为主,每天饮奶,常吃大豆及其制品;同时注意荤素菜搭配、粗细粮交替;不宜多吃坚硬、油炸和刺激性食物,少吃零食和甜食。

3. 食物制备基本同成人 口味仍以清淡少盐为主,不宜添加各类调味品。提高烹调技术,注意色香味形的变换,调动儿童的进食兴趣。

4. 餐次安排 每天4次,早、中、晚三次正餐加一次午后点心。早餐应吃饱,午餐吃好,晚餐不多吃,三餐进食热量的分配分别:早餐20%~25%,午餐30%~35%,午后点心10%~15%,晚餐25%~30%。

5. 养成良好饮食习惯 在许可的范围允许儿童选择食物,避免挑食、偏食等不良饮食行为。进一步培养自我服务意识、就餐的文明礼貌和口腔卫生。

6. 适量运动 食量应与体力活动平衡,保证体重正常增长。

三、学龄期儿童营养与膳食

学龄期儿童生长发育的速度逐渐趋于稳定,营养需求相对减少;但在小学后期,儿童生长可能进入突增时期,对营养的要求又会增高。通常,7~9岁每天能量需供给7.1~8.4MJ(1700~2000kcal);10~12岁8.4~9.2MJ(2000~2200kcal)。蛋白质的需要量随活动强度的增大和肌肉发育的程度而增多,其供能应占总能量的12%~14%,7~10岁为每天60~65g,10~13岁为70~75g,仍要保证优质蛋白质的供给。

学龄期儿童的记忆力、逻辑推理能力、阅读、写作及数学技能迅速增加。在此阶段,普及基本营养概念及知识较易取得成功。然而,在宣教上应注意技巧,如不单纯强调蔬菜水果的营养及健康价值,通过告诉儿童享受其味道,可能对其增加对蔬菜水果的接受度更有帮助。在这一时期,儿童开始出现与同龄伙伴进行比较的意识,如比较体重及体型,甚至是对体重、体型异常的同伴开玩笑。无论是正面或负面,朋友及家庭之外的人都能影响儿童对食物的态度及选择,从而影响儿童的营养状况。电视也是影响儿童进食的重要因素,此期儿童一般每天看2小时左右的电视。研究发现,看电视时间越长的儿童,摄入高能量食品的可能性越大,如比萨饼、含盐零食、饮料等。因此,与较少看电视的儿童相比他们更易出现肥胖。

在上学期间,学龄期儿童至少有一餐不在家里进餐,这使他们对于食物选择的自由度增加;在校的午餐或零食的选择也可影响饮食质量。随着儿童独立性增强,他们进食"快餐食品"的机会增加,因此无法保证健康饮食。完全禁止此类食品并不可行,但成人应对此进行限制,通常1~2次/周。

由于男女性别、活动强度及进入青春期早晚的不同,这个阶段儿童对营养需求的个体差异较大。此外,虽然学龄期儿童可以接受绝大部分成人饮食,但并不完全等同于成人,需要更多地关注其膳食安排。

学龄期儿童膳食的安排与成人基本相同(图3-5),但仍有其特点。

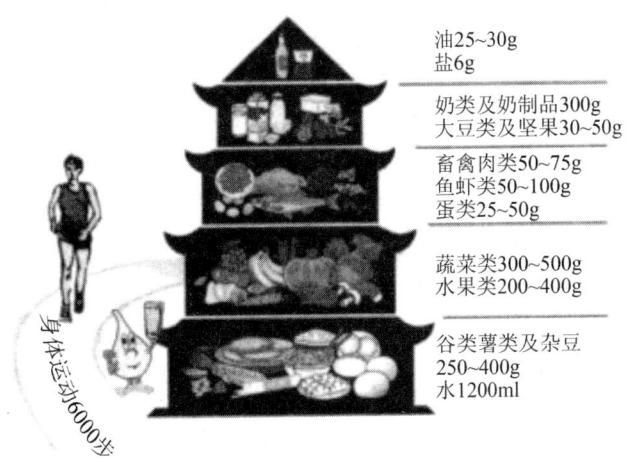

图 3-5 中国居民膳食宝塔图

1. 膳食应平衡 应保证足够的能量和蛋白质摄入,并根据季节及供应情况做到食物种类多样,搭配合理,以提高食物的营养价值。多供给乳类和豆制品,还要保证优质蛋白质和钙的供给。

2. 餐次安排适当 每天 4 次,除三餐外,上午课间应增加一次点心。三餐能量分配如下:早餐 20%～25%,点心 10%～15%,午餐 35%,晚餐 30%。早餐不仅吃饱,还应吃好。课间餐除给面包、糕点、包子等干食外,最好能供牛乳或豆浆一杯,既可补充水分,又可供给能量和优质蛋白质。晚餐不宜吃得过饱,以免摄入过多影响睡眠,并导致肥胖。

3. 培养良好的饮食习惯 继续培养餐桌礼仪;注意饮食卫生,做到进食前洗手;不挑食、不偏食,不暴饮暴食,不吃零食,饮用清淡饮料,控制食糖摄入。进餐时细嚼慢咽,既可锻炼牙齿功能,又可促进颌骨发育。

4. 重视户外活动 此期学习压力增大,部分儿童户外活动时间减少,故应调整饮食和增加户外活动,以减少超重及肥胖的发生。

四、青春期营养与膳食

青春期体格生长加速,出现身高增长的第二个高峰,同时生殖系统发育逐渐成熟。体格生长加速使得青春期儿童对营养的需求也相应增多。通常认为,青春期对营养素和能量的需要量一般不低于从事轻体力劳动的成人。然而,由于种种原因,青春期儿童特别容易发生能量平衡失调和某些营养素的缺乏,这不仅会阻碍身体的生长发育,推迟青春期,而且其不良影响还会延续到成人阶段。

需要注意的是,青春期是营养需求增加,但体格活动相对减少的特殊阶段。此期除了关注进食障碍,如神经性厌食、神经性贪食及暴饮暴食障碍外,对于肥胖、运动相关营养的健康问题意识也应增强。

青春期儿童膳食的安排与成人基本相同,但有其特点。

1. **保证能量和蛋白质的供给** 青春期的能量需求较成人高 25%～30%,故推荐能量摄入应达 2500～2600kcal/d。能量的主要来源是谷类,摄入量应较儿童时期大大增加,一般每餐应达 150～200g。青春期儿童正处于迅速发育时期,对蛋白质的需求高,故应提供足量、优质蛋白质。一般认为由蛋白质提供的能量应占总能量的 12%～15%,且动物蛋白或豆制品应占 1/3～1/2。膳食中蛋白质、脂肪、碳水化合物供能比以 1.1∶1.5∶5 合适;每天应供给蛋白质约 80g。

2. **提供充足的微量营养素** 青春期对微量营养素的需求亦增长,应摄入富含钙和磷的蔬菜、豆类、海产品和乳类。在北方和户外活动少的寒冷季节,应考虑补充适量的维生素 D 制剂。经常摄入含铁丰富的食品如肉类、蛋类、鱼类,以防止缺铁性贫血的发生。青春期性腺器官发育达到高峰,锌的供给也十分重要。肉类含锌量高,故每天应摄入一定量的肉食。碘供给不足易发生甲状腺肿。故应经常食用含碘量较多的紫菜、海带、海鱼、虾等海产品。

3. **合理平衡分配膳食** 每天三餐,三餐比例适当。早餐提供能量应占全天总能量的 25%～30%,午餐占 30%～40%,晚餐占 30%～40%。养成吃营养早餐的习惯,切忌晚餐过饱、睡前零食、暴饮暴食或盲目节食。

4. **充足的户外活动** 体育锻炼对于改善健康状况及维持理想体重具有重要作用。推荐每天至少进行 60 分钟的运动,也可通过每天 3～6 次,每次 10 分钟的中等强度的短时间锻炼积累。此外,户外活动还能接受一定量的紫外线,有利于体内维生素 D 的合成,保证骨骼健康。

第九节 儿童营养评估

儿童营养状态反映了营养素摄入与需求间的平衡,以及失平衡后所致后果。营养评估(nutritional assessment)是评价儿童营养状况以维持正常生长和健康的方法。

对于群体儿童和个体儿童,评价营养的方法、目的并不完全相同。群体儿童营养状况(<3岁)的评价主要是通过体格生长水平调查进行横断面描述。调查结果与该地区或国家的经济、文化状况有关,可为政府制定决策时提供数据,但不涉及任何病因。而个体儿童营养状况评价主要是了解是否存在营养不良,病因及程度等问题,以采取相应的干预措施。

个体儿童营养评估具体措施包括人体测量、膳食调查、临床表现,必要时还应进行某些特定实验室检查。同时,将获得的个体资料与已建立的参考值比较,以得出客观的推荐意见及作出临床营养治疗评价。

一、人体测量及评价指标

人体测量学是通过获得不同年龄阶段可比较的测量数据,运用统计学方法,对人体特征进行数量分析的研究方法,广泛应用于评价儿童生长及健康状态。通过与同性别、同年龄的参照值进行比较,帮助判断生长和发育过程中的可能由营养缺乏或过剩导致的异常情况。

对于体格生长的准确评价需要恰当的生长参照值、精确的测量、准确的年龄计算以及对结果的合理解释。临床上对个体儿童的生长与营养评价，建议选择我国根据 2005 年九省市儿童体格发育调查数据制订的中国儿童生长标准。对于群体儿童的营养评价，尤其是 5 岁以下儿童，为了进行国际比较，也可采用 WHO 标准。

人体测量指标常用不同的统计学方法及标准进行描述和评价，包括百分位数法、Z 评分、中位数百分比。对于生长评价，单次测量仅用于筛查具有营养风险的儿童，及决定是否需要进行更深入的评估；而连续生长监测更为重要，在比较不同时间获得的测量值时，需注意可能会因方法及设备的不同造成评价的偏异。营养状况筛查，常用的体格评价指标及判断标准见表 3-5。

表 3-5 营养状况筛查的常用指标及其判断标准

常用指标	均值离差法	百分位数法	Z 值
生长迟缓/矮小：			
年龄的身长(高)	$\overline{X}-2SD$	<P3rd	<-2
低体重：			
年龄的体重	$\overline{X}-2SD$	<P3rd	<-2
消瘦：			
身长的体重(<2 岁)	$\overline{X}-2SD$	<P3rd	<-2
年龄的体质指数(≥2 岁)		<P5th	
超重：			
身长的体重(<2 岁)	$\overline{X}+2SD$	≥P97th	≥2
年龄的体质指数		≥P95th	
超重危险：			
年龄的体质指数		P85th～P95th	

二、膳食调查

膳食摄入不足或过量是造成营养低下和营养过剩的常见原因，可导致体格生长受到影响或出现临床缺乏或过量的表现，以及生化指标的改变等。膳食调查是采集被调查对象在一定时间内，通过膳食所摄取的能量和各种营养素的数量和质量，以此来评定该调查对象正常营养需要能否得到满足及满足程度。膳食调查通常采用的方法有食物记录法(称重法)、食物回顾法、食物称重记账法及食物频率数法等。

（一）称重法

它又称食物记录法，是运用各种测量工具对食物量进行称重或估计，从而了解该家庭或集体食堂当前食物消耗的情况，由调查对象或带养人在一定时间内完成。通常按季节、食物供给的不同每季度调查一次,调查时间以一周为宜,最短不少于3天。优点是准确细致,能获得可靠的食物摄入量;但此法只能得到全家或集体人均的摄入量,且实际操作较繁杂,不适合大规模调查。称重法多用于集体儿童膳食调查,也是个体膳食调查较理想的方法。

具体调查步骤如下:①记录每餐各种食物和调味品的名称。②逐日逐餐称取每餐所用食物的生重、烹调后的熟重、用餐结束时再称出剩余食物的重量;最后计算出各种食物的实际消耗重量(熟重)。实际消耗量(熟重)=烹调后熟重-熟食剩余量。③换算生熟比例,计算公式为生食物重量/熟食物重量=生熟比;根据生熟比计算出每种食物熟食量相于生食物重量,即实际消耗食物生重=实际消耗食物熟重/生熟比。④精确统计每餐用餐人数。⑤将调查期间所消耗的食物按品种分类、综合,求得每人每天的食物消耗量;平均摄入量=每种食物实际消耗量(生重)/总人数。⑥按食物成分计算出每人每天各种营养素的摄入量。

(二)食物回顾法

属于食物询问法,是目前最常用的一种回顾性膳食调查方法,是通过询问调查对象或家长,回顾儿童24小时、48小时或数天内所有食物和液体的摄入情况,包括食物的性状和大致重量、实际摄入的数量,或食谱,并对其摄入量进行计算和评价的一种方法。为使所收集的资料和数据尽量准确完整,通常需配备一些食物模具或图谱,指导被调查者或其监护人能够准确描述摄入量。食物回顾法具有省时、依从性高等优点;但其有效性有赖于儿童或带养者的记忆,尤其是进行48小时或更多天的回顾。当食物摄入不足时,回忆的摄取量比称重的摄取量倾向于偏高;当摄入量充足的时候,倾向偏低。食物回顾法适用于个体调查及特殊人群的调查,不适宜年幼儿童使用,因为他们每天的膳食内容差异非常大。

(三)食物称重记账法

这是由调查对象或研究者称量记录一定时期内的食物消耗总量,研究者通过检查这些记录并根据同一时期进餐人数,计算每人每天各种食物的平均摄入量。此方法可以调查较长时期的膳食,如1个月或更长。该方法适于家庭调查或托幼机构、中小学校的膳食调查。若食物消耗量随季节变化较大,不同季节内的多次短期调查结果则比较可靠。其优点在于操作较简便、适用于大样本调查;但调查结果只能计算全家或集体人均的摄入量,难以分析个体膳食摄入情况。

具体调查步骤如下:①记录食物消耗量,即调查前称、量家庭结存或集体食堂库存的食物,然后详细记录每天购入的各种食物和每天各种食物的废弃量;在调查结束后称量剩余食物。②登记用餐人数并根据主食的消耗量折算总人日数:总人日数=早餐就餐人数×早餐餐次比+中餐就餐人数×中餐餐次比+晚餐就餐人数×晚餐餐次比。根据中国的膳食习惯,三餐食物消耗量比例分别为1/5、2/5、2/5。③计算平均每人每天食物消耗量,即调查期间消耗的食物总量/总人日数。④按食物成分表计算出每人每天各种营养素的摄入量。

(四)食物频数法

这是通过问卷形式,了解被调查者每天、每周、每月甚至每年所食各种食物的次数或种类来评价膳食营养状况的一种方法,包括定性、定量和半定量的食物频率法。食物频数法能了解一定时间内食物的平时摄入量,常用于研究既往膳食习惯和某些慢性疾病关系的流行病学调查中。主要优点是能够迅速得到平时食物摄入种类和摄入量,反映长期营养素摄取模式;但由于需要对过去的食物进行回忆,故准确性差。

每种膳食调查方法都有不足和局限,并且很难真正对食入量及质量进行准确评价。因此,在某些情况下,应几种方法结合,以提供更全面和准确的膳食评价。常用的膳食调查方法的优劣及应用范围见表3-6。

表3-6 常用膳食调查方法的应用范围和优缺点比较

调查方法	优点	缺点	应用
称重法	准确	费时、费力,不适用于大规模调查	个体、群体
记账法	简单易行,省时、人、物	时间短,不够准确,代表性有影响	托幼机构、学校
食物回顾法	简单易行,省时、人、物	主观、回忆偏倚,不太准确	个体
食物频数法	应答率高、经济、方便;可长期调查	量化不准确,容易过度估计摄入量,遗漏	个体,调查食物与某些慢性疾病的关系

通过详细的膳食调查,经食物成分表或营养软件运算和分析,再与相应性别、年龄组的每日膳食能量和DRIs进行比较,评价出被调查者的膳食是否平衡以及需要解决的问题。膳食调查对于个体膳食评价来说是比较其日常摄入量和需要量;而对群体的评价主要是评估人群中摄入不足或摄入过多的流行情况。膳食调查结果评价包括如下内容:

1. 总能量供给 每天摄入总能量达到推荐的同龄儿供给量的85%为正常,低于70%为不足;长期超过推荐量的50%可引起肥胖。
2. 蛋白质摄入量与优质蛋白质的比例 蛋白质摄入量应达推荐的同龄儿供给量的80%以上,优质蛋白质应占总蛋白的50%。
3. 脂肪来源 必需脂肪酸供给不低于1%~3%的总脂肪量。
4. 宏量营养素供能比例 因年龄不同而变化。婴儿蛋白质、碳水化合物和脂肪的比例应为8%~15%,45%~55%,35%~45%,年长儿则为8%~15%,55%~60%、25%~30%。
5. 膳食能量分布 早、中、晚三餐和点心供能量之比,早餐为25%~30%,午餐35%~45%,点心占10%,晚餐25%~30%。

三、临床评价

严重的营养缺乏易于被发现,而轻度、慢性或亚急性营养素缺乏的临床征象常无特异性,很容易被忽视。详细的病史及对提示某种营养素缺乏或过剩的表现、体征应尽量详细记录,并由人体测量、膳食调查及生化检测结果证实。因此,临床医生必须非常熟悉每种营养素的参考摄入量及由于缺乏或过剩所致的临床征象。WHO专家委员会建议:特别要注意以下的临床体征,如头发、面色、眼、唇、舌、齿、龈、面(水肿)、皮肤、指甲、心血管系统、消化系统和神经系统等。部分营养不足造成的临床表现见表3-7。

表3-7 营养不足所致临床表现

检查部位	临床征象	可能的营养不足
全身	低体重、生长迟缓	↓能量
	水肿、活动水平下降	↓蛋白质
头发	发色改变、干枯、易断	↓蛋白质
皮肤(全身)	干燥、角化	↓维生素A
	日光性、压力性、外伤性皮炎	↓烟酸
	水肿	↓蛋白质
	瘀斑、紫癜	↓维生素C
	外阴、阴囊皮炎	↓维生素B_2
	全身性皮炎	↓锌、必需脂肪酸
皮肤(面部)	口周、肛周红疹	↓锌
	鼻唇沟脂溢性皮炎	↓维生素B_2
	满月脸、广泛性色素脱失	↓蛋白质
皮下组织	丰满	↓能量
	菲薄	↓能量
指甲	勺形、反甲	↓铁
眼睛	结膜干燥、角膜软化、毕脱斑	↓维生素A
	角膜周围充血	↓维生素B_2
唇	口角炎	↓维生素B_2、铁
	口角干裂	↓B族复合维生素
龈	肿胀、出血	↓维生素C
	齿龈发红	↓维生素A
牙齿	龋齿	↓氟
	着色	↓铁剂
	牙釉质斑点、凹凸不平	↓氟
	牙釉质发育不全	↓维生素A、D
舌	舌炎	↓烟酸、叶酸、维生素B_2、维生素B_{12}
骨骼	软骨症	↓维生素C、D
	颅骨软化、方颅、骨骺增宽	↓维生素D
	骨压痛	↓维生素C
肌肉	肌肉质量下降	↓蛋白质、能量
	小腿疼痛	↓维生素B_1
神经系统	眼肌麻痹	↓维生素B_1、维生素E
	反射减弱	↓维生素E
	共济失调、感觉丧失	↓维生素B_{12}、维生素E
内分泌及其他	甲状腺功能减退	↓碘
	糖不耐受	↓铬
	味觉改变	↓锌
	伤口愈合延迟	↓维生素C、锌

应注意的是,在体检中发现的许多体征,其病因并不唯一。例如,维生素 C 缺乏并非皮下出血的唯一原因,凡可影响毛细血管脆性的疾病均可造成这种表现;再如,水肿可能是蛋白质、维生素 B_1 缺乏,也可能是肾性、肝性等多种因素引起。同时,多种营养素缺乏往往同时存在,发现某一种营养素缺乏的表现时,应考虑是否伴有其他营养素缺乏的可能。

四、实验室评价

儿童营养评估很大程度上依赖于人体测量、临床表现及膳食调查结果。在某些情况下,特定实验室生化检查可起到如下关键作用:①诊断亚临床营养素缺乏。②提供证实营养低下或过剩的临床证据。③为营养干预的监测提供基线值,尤其是在预防再喂养综合征时非常重要。由于营养缺乏症的各种临床症状和体征常无特异性,通常需要根据疾病和饮食史的线索,确定实验室检查项目。临床工作中应该高度关注能量、蛋白质、各种营养素和免疫指标的测定。

(一)能量摄入评价

能量是维持儿童正常生长发育的重要营养素之一,因此,在营养评价时应重点关注,尤其是对患有营养不良或肥胖症的儿童。能量的摄入可通过膳食调查进行估算,并与 DRIs 比较,以了解能量摄入是否满足儿童生长需要。对于生长发育呈现"追赶"现象的儿童,应适当增加能量需要量以满足生长发育需要。

(二)血清蛋白测定

是临床评价蛋白质营养状况的常用指标,其灵敏度受半衰期、代谢库大小的影响。目前临床常用的指标有白蛋白、前白蛋白和视黄醇结合蛋白,其中白蛋白是评价蛋白营养状况的最常用生化指标,持续低白蛋白血症是判断营养不良的可靠指标之一。一般而言,连续多次的蛋白质测定要比单独一次检测更能反映实际情况,检测的间隔时间应根据蛋白质的半衰期而定(表 3-8)。血清白蛋白半衰期较长,不易发现边缘性蛋白营养不良;前白蛋白和视黄醇结合蛋白的半衰期短,故对体内蛋白质储备评价的敏感性更高,在疾病稳定期或长期营养支持时则是较理想的动态观察指标。

表 3-8 常用反映体内蛋白质储备的血清蛋白质特点

	半衰期	正常值
白蛋白	18~20 天	婴儿:29.0~55.0g/L 儿童:37.0~55.0g/L
前白蛋白	2~3 天	新生儿:70.0~390.0mg/L 1~6 个月:80.0~340.0mg/L >6 个月~4 岁:20.0~360.0mg/L >4~6 岁:120.0~300.0mg/L >6~19 岁:120.0~420.0mg/L
视黄醇结合蛋白	12 小时	<9 岁:7.8~10.0mg/L ≥9 岁:13.0~99.0mg/L

(三)其他营养素指标

对于存在营养风险的儿童,在诊断原发病的同时还应对相关的维生素和矿物质的营养状态进行评价。目前临床上已常规开展其他营养素指标,包括血清总胆固醇、血前总甘油三酯(三酰甘油)、游离脂肪酸和磷脂;锌、铜、铁、硒等微量元素;维生素B_{12}、叶酸、维生素D_3、维生素A、维生素E和β-胡萝卜素等的测定。

(四)简易免疫功能检测

营养与免疫间的关系已得到广泛证实。当长期蛋白质-能量营养不良时,可表现为血清免疫球蛋白(如IgA、IgG、IgM)和外周血总淋巴细胞计数下降,迟发性皮肤过敏试验反应低下等。

综上所述,营养评估需结合体格测量、临床表现、饮食信息及生化检查结果进行综合判断。因每一单项评价反映的可能是营养状态的不同方面,故均不能获得令人满意的敏感性和特异性。临床上确定是否存在营养相关问题及需进行的检查可参考表3-9。

表3-9 确定营养问题及相关检查的方法

评估	膳食调查	临床评估	体格测量	生化指标
1.常规评估:所有儿童均应进行。若有问题应进行深入评估	饮食史采集(食物金字塔/食物频率),维生素、矿物质补充	病史、体检、性成熟、用药情况	体重、身长、头围、身长的体重、BMI	血红蛋白、红细胞平均体积、总胆固醇、低密度脂蛋白
2.详细评估:对于在筛查中发现有慢性营养风险的人群及有特殊健康护理需要的儿童	称重法,食物回顾法、记账法、食物频数法、进食技能发展评价	更深入的检查(如皮肤、头发、指甲)、成年身高预测等	Z值,皮褶厚度,上臂围	白蛋白、前白蛋白、总蛋白、淋巴细胞计数
3.进一步评估:存在急慢性营养不良或慢性疾病患者监测	院内观察,项目同前	骨矿化、骨龄,双能X线	身高增长速度	特殊的维生素、矿物质、电解质水平或酶、迟发皮肤过敏反应

参考文献

[1]龚四堂.小儿内科疾病诊疗流程[M].北京:人民军医出版社,2013.

[2]陈国兵,吴谨准,杨运刚,陈幼芬.儿童急性呼吸窘迫综合征21例临床分析[J]中国实用儿科杂志,2015(03):230-232.

[3]黄星原,夏光.儿科疾病并发症鉴别诊断与治疗[M].北京:科技文献出版社,2009.

[4]朱兴旺.极低胎龄早产儿低血压研究进展[J].临床儿科杂志,2015(01):83-86.

[5]徐发林.新生儿重症医学[M].郑州:郑州大学出版社,2014.

[6]闫红,胡宛如,张乾忠,董国凤,何莉.培门冬酶治疗儿童急性淋巴细胞白血病的临床观察[J]中国实用儿科杂志,2015(05):387-390.

[7]罗小平,刘铜林.儿科疾病诊疗指南[M].北京:科学出版社,2014.

[8]陈蒙,杨军,赵德育.两岁以下儿童肺炎支原体肺炎临床特点分析[J].临床儿科杂志,2014(12):1135-1137.

[9]孙献梅.实用新生儿危重症监护学[M].济南:山东科学技术出版社,2011.

[10]文建国,贾亮花.重视小儿排尿功能障碍的诊治[J]中国实用儿科杂志,2015(04):241-244.

[11]胡亚美.儿科药物治疗学[M].北京:中国医药科技出版社,2011.

[12]陈植,刘小荣,沈颖,彭文婧,孟群,张桂菊.血浆置换治疗儿科危重症87例分析[J]中国实用儿科杂志,2015(04):300-302.

[13]马燕兰,曾伟.儿科疾病护理指南[M].北京:人民军医出版社,2014.

[14]党西强.儿童难治性尿路感染诊断与治疗策略[J]中国实用儿科杂志,2015(04):269-273.

[15]韩小梅,崔喜英,杨英伟.儿科疾病病例解析[M].上海:第二军医大学出版社,2010.

[16]代苗英,李少兵,胡金绘,查丽,武荣.两岁以下儿童肺炎支原体肺炎临床特点分析[J].临床儿科杂志,2014(07):644-648.

[17]薛征.儿科疾病[M].北京:科学出版社,2011.

[18]额尔敦高娃,王朝卿,杨顺海.新生儿疾病治疗技术[M].西安:第四军医大学出版社,2012.

[19]庞程程,张智伟,钱明阳,李渝芬.儿童常见先天性心脏病介入治疗的并发症分析[J].临床儿科杂志,2014(10):956-960.

[20]朱宗涵,申昆玲.小儿内科学[M].北京:人民卫生出版社,2009.

[21]邵肖梅,叶鸿瑁,邱小汕.实用新生儿学[M].北京:人民卫生出版社,2010.

[22]王亮,刘平元,崔洁,陈贝贝,刘立正,唐文.儿童气道异物取出术围术期发生呼吸系统严重并发症的危险因素分析[J].临床儿科杂志,2015(01):48-51.

[23]胡月圆,高喜容,占彩霞,李贵南,彭小明,黄瑞文.新生儿不同病原菌化脓性脑膜炎临床分析[J].临床儿科杂志,2015(01):13-16.